The College of Family Physicians of Canada | Le Collège des médecins de famille du Canada

ON THE OCCASION OF OUR 50TH ANNIVERSARY
À L'OCCASION DE NOTRE 50E ANNIVERSAIRE

THE CFPC IS PROUD TO PRESENT THIS SPECIAL GIFT TO:
LE CMFC EST FIER DE PRÉSENTER CE LIVRE SPÉCIAL AU:

Dr. Volker Rininsland

ROB WEDEL, MD, CCFP, FCFP
PRESIDENT 2003 – 2004

ALAIN PAVILANIS, MD, CCFP, FCFP
PRESIDENT 2004 – 2005

CALVIN GUTKIN, MD, CCFP (EM), FCFP
EXECUTIVE DIRECTOR AND CEO

Patients First:

The Story of Family Medicine in Canada

The College of Family Physicians of Canada

Le Collège des médecins de famille du Canada

Les patients d'abord :

L'histoire de la médecine familiale au Canada

Story text by/Texte original de **Stan Solomon**
Photo research by/Recherche des photos par **Peter Taylor**

KEY PORTER BOOKS

Library and Archives Canada Cataloguing in Publication

Solomon, Stan, 1939–
Patients first : the story of family medicine in Canada : the College of Family Physicians of Canada / story text by Stan Solomon ; photo research by Peter Taylor

Includes index.
ISBN 1-55263-605-4

1. College of Family Physicians of Canada—History. 2. Family medicine—Canada—History. I. Title. II. Title: Patients d'abord

R729.5.G4S64 2004 610'.6'071 C2004-903932-6E

Key Porter Books Limited
70 The Esplanade
Toronto, Ontario
Canada M5E 1R2

www.keyporter.com

Design/Formatting: Jack Steiner
Cover photo: Suzanne McCormick Photography
Translation: Diane Maltais and Réal Caux

Printed and bound in Canada

04 05 06 07 08 09 8 7 6 5 4 3 2 1

Catalogage avant publication de Bibliothèque et Archives Canada

Solomon, Stan, 1939–
Patients first : the story of family medicine in Canada : the College of Family Physicians of Canada / story text by Stan Solomon ; photo research by Peter Taylor = Les patients d'abord : l'histoire de la médecine familiale au Canada : le Collège des médecins de famille du Canada / l'histoire par Stan Solomon ; la recherche des images par Peter Taylor.

Texte en anglais et en français.
Comprend un index.
ISBN 1-55263-605-4

1. Collège des médecins de famille du Canada—Histoire. 2. Médecine familiale—Canada—Histoire. I. Titre. II. Titre: Patients d'abord.

R729.5.G4S64 2004 610'.6'071 2004-903932-6F

Key Porter Books Limited
70 The Esplanade
Toronto, Ontario
Canada M5E 1R2

www.keyporter.com

Conception de la page couverture et formatage électronique :
Jack Steiner
Photo de la page couverture : Suzanne McCormick Photography
Traduction : Diane Maltais et Réal Caux

Imprimé et relié au Canada

04 05 06 07 08 09 6 5 4 3 2 1

Contents

There is a lot more to family medicine than just saying "aahh" as Marnie and Devin Clark discover during their visit to see Dr. Suleman Remtulla.

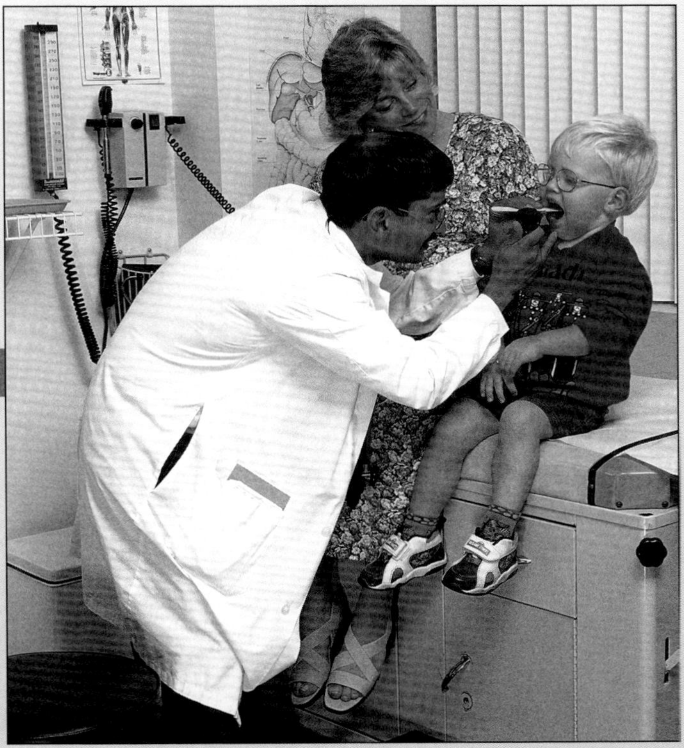

La médecine familiale représente beaucoup plus que le célèbre « aaahh » comme le constatent Marnie et Devin Clark au cours de leur visite chez le Dr Suleman Remtulla.

Table des matières

I FEEL VERY PRIVILEGED and proud to be a family doctor.

Privileged, because of the trust my patients and their families place in me, the wonderful stories they share with me, and the profound life events they experience in which they allow me to participate.

Proud, because of the traditions of service and healing relationships that are so integral to our discipline of family medicine. Family medicine is about providing knowledgeable and compassionate care to our patients and their families. It is about serving and supporting the communities in which we live, and about building enduring relationships based on earning the trust of those whom we serve.

This year we are celebrating the 50th anniversary of the College of Family Physicians of Canada and the development of family medicine out of the traditions of general practice—a story that begins in an era of poliomyelitis and tuberculosis, and continues to be an integral part of the changing landscape of Canadian health care.

It is vitally important that we remember this history. It is through the lessons and experiences of our past that we gain an understanding of who we are, what we have done, and who we can become in the future. It is through the story of family medicine that we can articulate a renewed vision for our profession and regenerate our spirit and pride in what we do. The lives of our patients, and our relationships to the

The College Gavel is given as a gift from the world's oldest medical society, the Hippocratic Medical Association of the Island of Cos, to the youngest medical association, the College of General Practice of Canada, in June 1954.

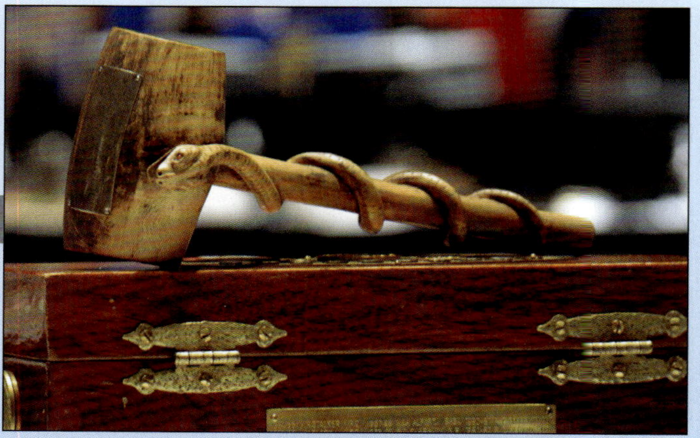

Le maillet du Collège est un don de la plus ancienne société médicale du monde, l'Association médicale hippocratique de l'Île de Cos, à la plus jeune association médicale du monde, le Collège de médecine générale du Canada, en juin 1954.

Preface/A Legacy of Trust

JE ME SENS TRÈS FIER et privilégié d'être médecin de famille.

Privilégié, à cause de la confiance que me témoignent mes patients et leurs familles, des histoires merveilleuses qu'ils partagent avec moi et des événements marquants de leur vie auxquels ils m'autorisent à participer.

Fier, à cause des traditions de services et des relations de guérison qui sont tellement intégrées à la discipline de médecine familiale. La médecine familiale se définit essentiellement par la prestation de soins compatissants et compétents à nos patients et à leurs familles. Desservir et soutenir les communautés où nous vivons, et bâtir des relations durables basées sur la confiance des personnes à qui nous offrons des services font également partie de cette définition.

Cette année, nous célébrons le 50e anniversaire du Collège des médecins de famille du Canada et du développement de la médecine familiale à partir des traditions de la pratique générale—une histoire qui débute à l'époque de la poliomyélite et de la tuberculose et dont l'évolution continue d'être partie intégrante du paysage changeant des soins de santé au Canada.

Il est très important de se souvenir de cette histoire. C'est par les leçons et les expériences de notre passé que nous comprendrons mieux ce que nous sommes, ce que nous avons fait et ce que nous deviendrons. C'est dans l'histoire de la médecine familiale que nous pourrons préciser une vision renouvelée de notre profession et régénérer notre état d'esprit et notre fierté dans ce que nous faisons. Les vies de nos patients et nos relations avec les collectivités où

communities in which we live and work, are inextricably tied to our own experiences as physicians and as individuals.

Every day, in cities and towns, in hospitals and offices, family physicians earn the trust of their patients by providing high quality and compassionate medical care and by ensuring that Canadians receive the treatments they need and deserve. Our Canadian health care system faces many challenges, but it is still the envy of the world, and family physicians form the backbone that makes the system work. We have much to be proud of, and much left to do.

Since the College of Family Physicians of Canada was established in 1954, forty-nine outstanding individuals have held this position as president before me. The College was founded on June 17, 1954, at the Palomar Supper Club in Vancouver, by a handful of general practitioners who shared a vision for a better future. Representing the 17,000 men and women of this College who share that vision today, and who contribute so much to the health of our country and its people, is truly a humbling experience.

The symbol of this organization's leadership role in Canadian medicine, one that reminds me of both its history and its traditions, is the College Gavel. This beautifully carved artifact is a serpent-entwined gavel made from a single piece of wood taken from an ancient plane tree on the Island of Cos, the birthplace of Hippocrates, father of medicine. The design of the Gavel is a modification of the staff of Asclepius, son of Apollo, who carried a serpent-entwined staff as a physician's symbol of his healing powers. The Gavel was presented to the College at its inaugural meeting by Dr. Thomas C. Routley, the then President of the Canadian Medical Association, on behalf of the Medical Association of Cos.

The symbolic link between a serpent-entwined staff and the mystical power of the healing arts has

nous vivons et exerçons sont inextricablement liées à nos propres expériences comme médecins et comme individus.

Chaque jour, dans les cités et les villes, dans les hôpitaux et les cabinets, les médecins de famille gagnent la confiance de leurs patients en dispensant des soins médicaux d'une grande qualité avec compassion et en s'assurant que les Canadiens reçoivent les traitements dont ils ont besoin et qu'ils méritent. Notre système canadien de soins de santé est confronté à de nombreux défis même s'il est encore envié à travers le monde, et ce sont les médecins de famille qui forment l'ossature fonctionnelle du système. Nous avons bien des raisons d'être fiers, même s'il nous reste beaucoup à accomplir.

Depuis la création du Collège des médecins de famille du Canada en 1954, quarante-neuf individus exceptionnels m'ont précédé à titre de président. La fondation du Collège remonte au 17 juin 1954, au Palomar Supper Club à Vancouver, par une poignée de praticiens généraux qui partageaient une même vision pour un avenir meilleur. C'est véritablement une expérience d'humilité que de représenter les 17 000 hommes et femmes de ce Collège qui partagent cette vision aujourd'hui et qui contribuent tellement à la santé de notre pays et de sa population.

Le symbole du rôle prépondérant de cette organisation au sein de la médecine canadienne, qui me rappelle à la fois son histoire et ses traditions, c'est le maillet du Collège. Ce magnifique objet façonné est un bâton autour duquel s'enroule un serpent; il a été sculpté dans une seule pièce de bois provenant d'un vieil arbre de platane de l'Île de Cos, lieu de naissance d'Hippocrate, le Père de la médecine. Son motif est une modification du bâton, entouré d'un serpent, que portait Asclépios, fils d'Apollon, afin de symboliser les pouvoirs de guérison du médecin. Ce maillet a été présenté au Collège, au moment de la réunion inaugurale, par le Dr Thomas C. Routley, alors président de l'Association médicale canadienne, au nom de l'Association médicale de Cos.

Le lien symbolique entre un bâton autour duquel s'enroule un serpent et le pouvoir mystique de l'art de guérir existe depuis des siècles; il représente les deux forces qui guident notre discipline. La première est celle des connaissances

existed for centuries, and represents the two strengths that guide our discipline. The first strength is that of medical knowledge itself, gained through a commitment to education and life-long learning. The second strength is the wisdom that comes from within ourselves through reflection and experience.

Fifty years ago, wielding the Gavel for the first time before his inaugural address, my predecessor, Dr. Murray R. Stalker from Ormstown, Quebec, the College's first president, declared his "faith in the dignity and destiny of the general practitioner for the betterment of Canadian medicine and the Canadian people." I am pleased to present *Patients First: The Story of Family Medicine in Canada* as testament to the faith and professionalism of the thousands of family physicians, past and present, who have borne that legacy to keep Canada strong.

Beneath our history is their story.

Robert J. Wedel, MD, CCFP, FCFP
President,
The College of Family Physicians of Canada
Taber, Alberta

Dr. Robert J. Wedel, a Certificant and Fellow, is the 2003–2004 President of the College of Family Physicians of Canada and practises with a special interest in palliative care in the community of Taber in southern Alberta (population 7,500).

médicales elles-mêmes, acquises par une implication dans l'éducation et l'apprentissage continus. La deuxième force est la sagesse que nous puisons en nous-mêmes et que nous acquérons par la réflexion et l'expérience.

Il y a 50 ans, maniant le maillet pour la première fois avant son discours inaugural, mon prédécesseur, le Dr Murray R. Stalker, d'Ormstown, Québec, premier président du Collège, a déclaré sa « foi dans la dignité et la destinée du praticien général pour le mieux-être de la médecine canadienne et des soins dispensés aux Canadiens. » Il me fait plaisir de présenter *Les patients d'abord : l'histoire de la médecine familiale au Canada* comme témoignage de la foi et du professionnalisme des milliers de médecins de famille, passés et présents, qui ont porté cet héritage afin de maintenir le Canada en santé.

Leur histoire, c'est également notre histoire.

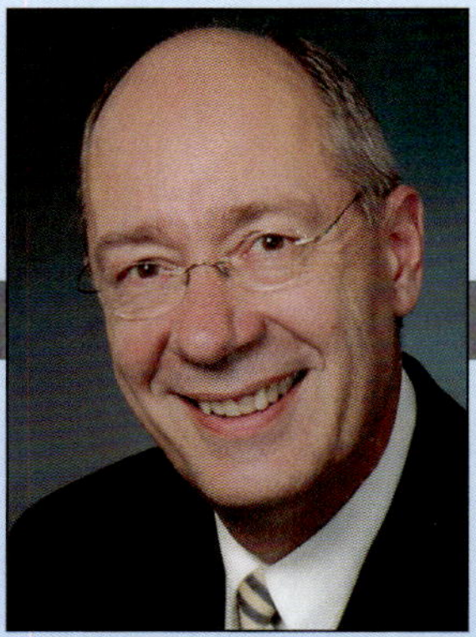

Dr Robert J. Wedel, certifié et fellow, est le président du Collège des médecins de famille du Canada en 2003–2004. Il exerce dans la collectivité de Taber, au sud de l'Alberta (population 7 500), avec un intérêt spécial pour les soins palliatifs.

Robert J. Wedel, MD, CCMF, FCMF
Président
Collège des médecins de famille du Canada
Taber, Alberta

THE REBIRTH OF GENERAL PRACTICE as family medicine in the latter half of the 20th century is one of the modern miracles of Canadian health care. "If the general practitioner didn't exist," Dr. W. Victor Johnston, the College's founding executive director, once exclaimed, "it would be necessary to invent him."

Patients First: The Story of Family Medicine in Canada tells how the College of General Practice of Canada grew from its humble beginnings in 1954. With each passing decade the discipline of family medicine has matured—initially in the area of continuing medical education, followed by residency training, research, undergraduate teaching, and then advocacy on behalf of family doctors and their patients.

Today, 80 percent of the College's members have successfully completed their Certification Examinations in Family Medicine and have been awarded the special designation CCFP (Certificant of the College of Family Physicians of Canada). Hundreds have also earned the recognition of Fellowship (FCFP). All 17 medical schools now have vibrant departments of family medicine offering postgraduate residency training and active research programs, and six Canadian medical schools have appointed family physicians as deans of their faculties of medicine.

Most importantly, over 70 percent of Canadians have their own family physician, and public surveys repeatedly report that Canadians value family doctors highly. Two-thirds say that, for them, family physicians are the most important caregivers in our health care system. Surveys have also shown that the performances of other players—specialists, hospitals, and governments themselves—were more highly rated by people who have family doctors than by those who do not. This speaks volumes for the important role that family doctors play, not only in providing a broad cross-section of medical services to people of all ages but also in coordinating and facilitating access for

Avant-propos / La médecine familiale a atteint sa maturité

AU COURS DE LA DEUXIÈME MOITIÉ du 20e siècle, la renaissance de la pratique générale sous le nom de médecine familiale constitue l'un des miracles modernes du système canadien de soins de santé. « Si le praticien général n'avait pas existé », s'est déjà exclamé le Dr W. Victor Johnston, premier directeur général du Collège, « il aurait fallu l'inventer ».

Les patients d'abord : l'histoire de la médecine familiale au Canada raconte l'évolution du *Collège de médecine générale du Canada*, à partir de ses humbles débuts en 1954. Au fil des décennies, la discipline de médecine familiale a évolué vers la maturité, initialement dans le domaine de l'éducation médicale continue, suivie par les programmes de résidence, la recherche, l'enseignement prédoctoral et la défense des intérêts des médecins de famille et de leurs patients.

Aujourd'hui, 80 per cent des membres du Collège ont réussi l'examen de Certification en médecine familiale et utilisent la désignation spéciale CCMF (Certifié du Collège des médecins de famille du Canada). Des centaines ont également mérité le titre de Fellow (FCMF). La totalité des 17 facultés de médecine comptent maintenant un département de médecine familiale dynamique qui offre un programme postdoctoral de résidence et des programmes actifs en recherche. Dans six facultés de médecine canadiennes, on retrouve un médecin de famille dans le rôle de doyen de la faculté de médecine.

Fait très important à noter, plus de 70 pour cent des Canadiens ont leur propre médecin de famille; les sondages auprès de la population indiquent de façon répétée que les Canadiens ont beaucoup d'estime pour leurs médecins de famille. Les deux tiers des participants disent que, pour eux, les médecins de famille sont les soignants les plus importants dans notre système de soins de santé. Les sondages ont également révélé que le rendement des autres intervenants—spécialistes, hôpitaux et les gouvernements eux-mêmes—était mieux coté par les individus ayant un médecin de famille comparativement à ceux qui en étaient dépourvus. Ceci ajoute beaucoup de poids au rôle important que jouent les médecins de famille, non seulement pour dispenser une vaste gamme de services médicaux aux personnes de tout âge, mais également pour coordonner et faciliter l'accès de

their patients to all other medical services. In 1985, when the guiding principles of family medicine were developed, the predominant focus of the discipline became patient-centred care. In everything that family physicians do, the patient always comes first.

Unfortunately, in 2004, Canada needs about 3,000 more family physicians to meet the needs of the population—as evidenced by over 20 percent of Canadians who have reported that they cannot find a family doctor. To address this and other challenges our College established the Future of Family Medicine Taskforce, focused on two main objectives: to increase access for patients to quality family practice services, and to improve the professional and personal lives of family doctors and the other health care professionals with whom they work.

We believe that every Canadian should have the opportunity to have his or her own family doctor. Canada must invest in the training, recruitment, and retention of more family doctors, specialists and nurses. Family physicians and their patients should have alternative, well-supported models of practice from which to choose. Remuneration of family physicians must be increased to help eliminate the income gaps between family doctors and other medical specialists—a gap that is out of step with the value that the people of Canada place in their family doctors. Medical schools must increase the support for, and roles played by, family physicians as teachers, researchers, mentors and role models.

The College's Coat of Arms, one of only three armorial bearings granted to medical societies in Canada, clearly defines the commitment of our members to life-long learning and providing the highest quality care to patients.

Today's family physicians practise in offices, hospitals, other health care facilities, and patients' homes —even in outer space. Two College members—

leurs patients à l'ensemble des autres services médicaux. En 1985, l'élaboration des principes directeurs de la discipline de médecine familiale a privilégié de façon prédominante les soins centrés sur le patient. Dans tout ce que font les médecins de famille, c'est toujours le patient qui prime.

Malheureusement, en 2004, le Canada souffre d'une pénurie d'environ 3 000 médecins de famille pour répondre aux besoins de sa population. Plus de 20 pour cent des Canadiens mentionnent qu'il leur est impossible de trouver un médecin de famille. Pour discuter de cette question et de certains autres défis, notre Collège a mis sur pied un Groupe de travail sur l'avenir de la médecine familiale en lui demandant de se concentrer sur deux objectifs principaux : améliorer l'accès des patients à des services de pratique familiale de qualité et améliorer les vies professionnelles et personnelles des médecins de famille et celles des autres professionnels de la santé avec qui ils œuvrent.

Nous sommes d'avis que chaque Canadien devrait avoir la chance d'avoir son propre médecin de famille. Le Canada doit investir dans la formation, le recrutement et la rétention d'un plus grand nombre de médecins de famille, de spécialistes et de professionnels des soins infirmiers. Les médecins de famille et leurs patients devraient se voir offrir des modèles alternatifs de pratique avec soutien adéquat parmi lesquels ils pourraient choisir. Il faut accroître la rémunération des médecins de famille afin d'éliminer la disparité des revenus entre les médecins de famille et les autres spécialistes de la médecine; une disparité hors de proportion avec la grande valeur qu'accordent les Canadiens à leurs médecins de famille. Les facultés de médecine doivent soutenir davantage l'implication des médecins de famille comme enseignants, chercheurs, mentors et modèles de rôles.

Les armoiries du Collège, l'une des trois seules armes héraldiques accordées à des sociétés médicales canadiennes, définissent clairement l'engagement de nos membres dans l'apprentissage continu et la prestation de soins de la plus haute qualité à leurs patients.

Aujourd'hui, les médecins de famille exercent dans des cabinets, des hôpitaux, d'autres établissements de soins de santé, au domicile des patients—et même dans l'espace

Dr. Robert Thirsk and Dr. David Williams—have both orbited the earth as part of the NASA Space Shuttle Program. Specially created fabric emblems of our Coat of Arms, now proudly displayed in the College's national office, were carried by each of the astronauts during their journeys into space.

The College Coat of Arms is designed under the supervision of Mr. R. G. M. Macpherson and presented on October 6, 1976. The official blazon reads: "**Arms:** Argent on a Pale Azure between ten Maple Leaves five and five palewise Gules a Gavel Or entwined by a Serpent Vert. **Crest:** Upon a Helm with a Wreath Or and Azure rising from a circlet of Maple Leaves Gules a Cubit Arm the hand grasping an open Book Proper. **Supporters:** On either side a Beaver Proper gorged with a wreath Or and Azure. **Motto:** Nostrum in Studiis Robur." (In study lies our strength.)

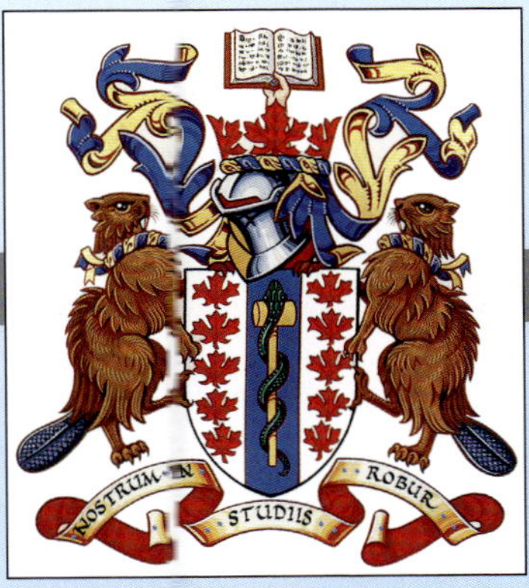

Les Armoiries du Collège furent conçues sous la supervision de M. R.G.M. Macpherson; elles ont été présentées le 6 octobre 1976. Le blason officiel comporte l'inscription suivante : « ***Armes :*** D'argent au pal d'azur accosté de dix feuilles d'érable de gueules posées en pal et rangées en deux pals, un marteau d'or entortillé d'un serpent vert. ***Timbre :*** Et pour timbre, sur un bourrelet d'or et d'azur, un bras coupé au-dessous du coude, la main portant un livre ouvert, les deux au naturel. ***Support :*** Des deux côtés, un castor au naturel gorgé d'une torque d'or et d'azur. ***Devise :*** Nostrum in Studiis Robur. »

interplanétaire. Deux membres du Collège, le Dr Robert Thirsk et le Dr David Williams, ont effectué des orbites autour de la Terre dans le cadre du programme de la navette spatiale de la NASA. Des emblèmes de nos armoiries, fabriqués spécialement en tissu, sont maintenant fièrement déployés dans les bureaux nationaux du Collège après avoir accompagné chacun des astronautes lors de leur périple dans l'espace.

La médecine familiale est arrivée à maturité.

Calvin Gutkin, MD, CCMF (MU), FCMF
Directeur général et chef de la direction
Le Collège des médecins de famille du Canada
Mississauga, Ontario

Family medicine has come of age.

Calvin Gutkin, MD, CCFP (EM), FCFP
Executive Director and Chief Executive Officer,
The College of Family Physicians of Canada
Mississauga, Ontario

Dr. Calvin Gutkin, a Certificant and Fellow, becomes the fourth Executive Director and Chief Executive Officer of the College of Family Physicians of Canada in 1996. Dr. Gutkin's practice experience spans being an emergency and family physician, family medicine teacher, and hospital chief of staff.

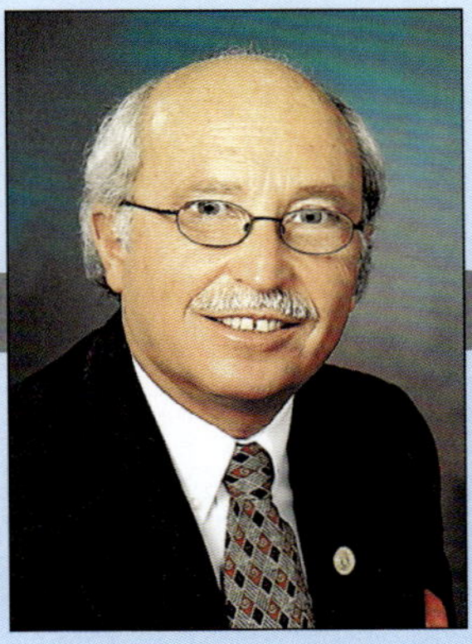

Dr Calvin Gutkin, certifié et fellow, devient le quatrième directeur général et chef de la direction du Collège des médecins de famille du Canada en 1996. Le Dr Gutkin a une vaste expérience de la pratique médicale; il a été médecin d'urgence et médecin de famille, professeur de médecine familiale et directeur des services professionnels d'un hôpital.

FOR CANADIANS, good health and a quality health care system remain among our highest personal and national priorities. Despite some recent challenges, Canada is recognized internationally as having one of the best, most cost-effective systems in the world—and the role of our family physicians is a significant factor in the general health of the population.

For many decades, well-trained, highly skilled, and dedicated family physicians have played a key role in the delivery of health care in Canada. But 50 years ago, this important branch of medicine was in a state of decline, with most graduating medical students selecting newer medical and surgical specialties for their future careers.

Recognizing the impending crisis, in 1954, a group of general practitioners met in Vancouver and founded the College of General Practice of Canada (later to become the College of Family Physicians of Canada). Its mission was to focus the "new" general and family physician on educational goals—similar to those defining other specialties.

Family practice was reborn, and by the mid-1980s family medicine had become a respected discipline in all sixteen Canadian medical schools, and graduating students were making it the most popular of all career choices. Today, however, there is a need again to enhance the image of the family physician.

Over its 50 years, the College of Family Physicians of Canada has led the way in enhancing the reputation of the family doctor—largely through the development of standards, and leading-edge education and research programs for its members. Over the past decade, Scotiabank has been proud to partner with the College in several of their programs, including "Health Notes From Your Family Doctor," The Janus Project: Family Physicians Meeting the Needs of Tomorrow's Society, and the Medical Student Leadership Awards.

UNE BONNE SANTÉ et un système de santé de qualité demeurent en tête de liste des priorités personnelles et nationales des Canadiens. Malgré des difficultés récentes, le Canada est reconnu sur la scène internationale pour avoir l'un des meilleurs systèmes de santé au monde et l'un des plus rentables—et le rôle de nos médecins de famille est un élément significatif de l'état général de santé de la population.

Durant de nombreuses décennies, des médecins de famille bien formés, hautement qualifiés et dévoués ont joué un rôle clé dans la prestation des soins de santé au Canada. Toutefois, il y a cinquante ans, cette branche importante de la médecine périclitait alors que la plupart des finissants s'orientaient vers les nouvelles spécialités médicales et chirurgicales.

Devant l'imminence d'une crise, un groupe de praticiens généraux se sont réunis à Vancouver en 1954 et ont fondé le Collège de médecine générale du Canada (devenu plus tard le Collège des médecins de famille du Canada). Sa mission était d'orienter le « nouveau » médecin de famille et omnipraticien vers des objectifs éducatifs—semblables à ceux qui définissaient les autres spécialités.

La médecine familiale et générale renaissait et, vers le milieu des années 1980, la médecine familiale était devenue une discipline respectée dans les seize facultés de médecine du Canada et était le choix de carrière le plus populaire auprès des finissants en médecine. Aujourd'hui, il faut, encore une fois, rehausser l'image du médecin de famille.

Durant les cinquante années de son histoire, le Collège des médecins de famille du Canada a tracé la voie à rehausser la réputation du médecin de famille—en grande partie par l'établissement de normes et la mise en place de programmes d'éducation et de recherche avant-gardistes pour ses membres. Au cours de la dernière décennie, la Banque Scotia a été fière de s'associer au Collège dans plusieurs de leurs programmes, notamment « Info-santé de votre médecin de famille » , le Projet Janus : aider les médecins de famille à répondre aux besoins de la société de demain et les Prix de leadership aux étudiants en médecine.

Au nom de la Banque Scotia, j'aimerais féliciter le Collège des médecins de famille du Canada en ce cinquantième

On behalf of Scotiabank, I would like to congratulate the College of Family Physicians of Canada on their 50th anniversary. Together with all family doctors, the College has made life better for the people of Canada by helping to keep us healthy, and by making family practice one of the most highly valued parts of Canada's health care system.

Fifty is just the beginning: here's to the next half-century and many more.

Richard E. Waugh
President and Chief Executive Officer,
Scotiabank
Toronto, Ontario

Mr. Richard E. Waugh is President and Chief Executive Officer of Scotiabank, Canada's international bank founded in 1832, with branch offices in 50 countries and 48,000 employees.

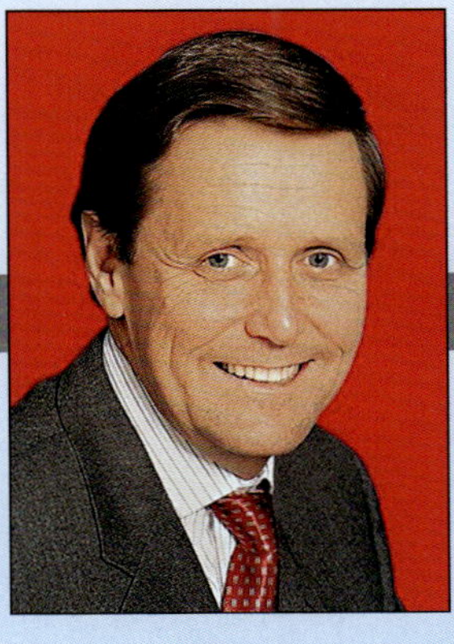

anniversaire. Avec l'aide de tous les médecins de famille, le Collège a donné une vie meilleure aux Canadiens en nous aidant à rester en santé et en faisant de la médecine familiale l'une des composantes les plus appréciées du système de santé au Canada.

Cinquante ans, c'est jeune. Au prochain demi-siècle et à de nombreux autres !

M. Richard E. Waugh est président et directeur général de la Banque Scotia, une banque canadienne impliquée au niveau international, fondée en 1832, avec des succursales dans 50 pays et regroupant 48 000 employés.

Richard E. Waugh
Président et chef des opérations
La Banque Scotia
Toronto, Ontario

Introduction / Introduction

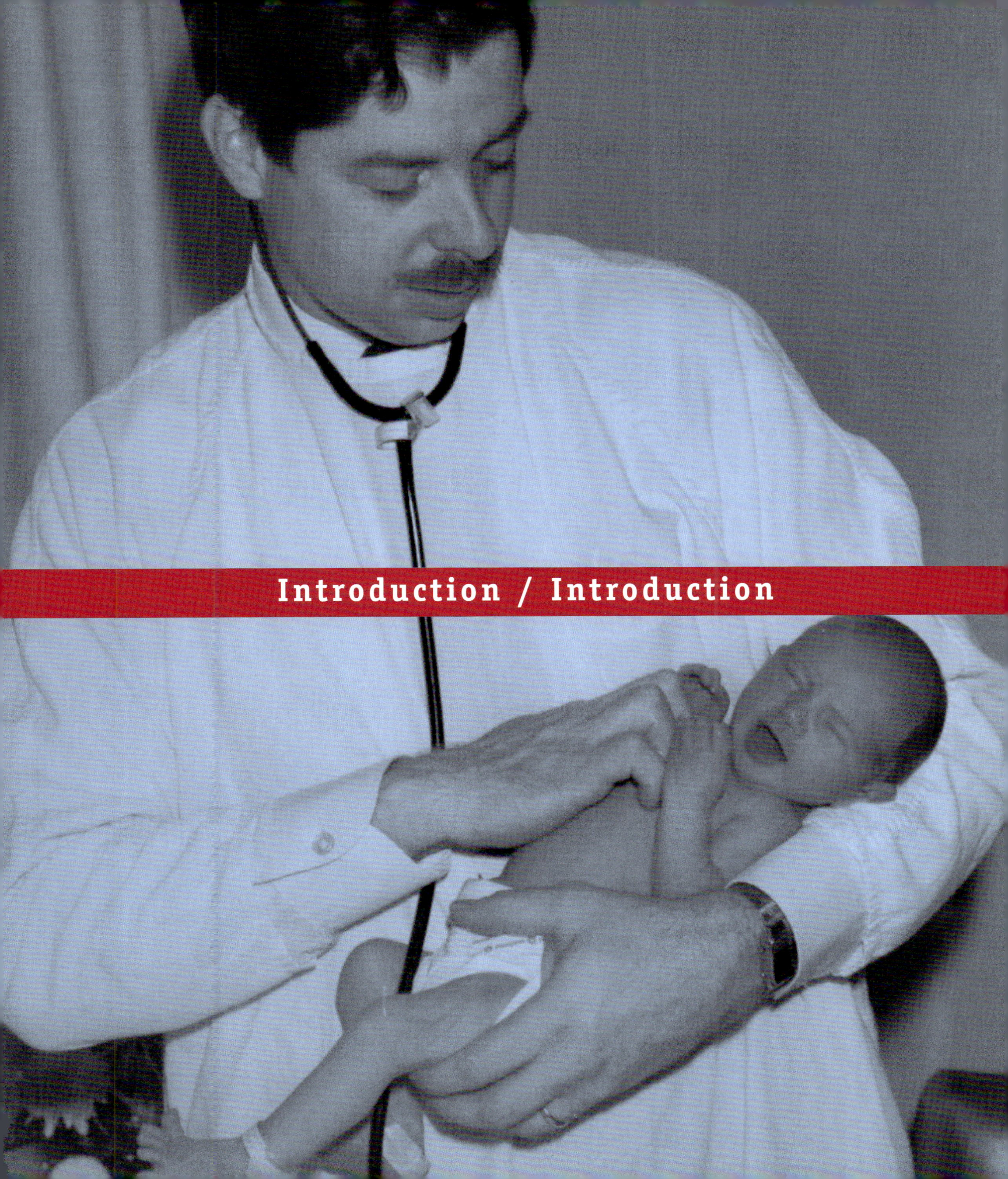

ON JUNE 17, 1954, a small group of general practitioners sat down over lunch at the Palomar Supper Club in Vancouver to exchange ideas about the future of Canadian family practice. From that humble beginning, the College of General Practice of Canada has grown exponentially from 400 members into a major medical society of over 17,000 family physicians and a large, effective administrative staff. In 1967, to emphasize the role of the general practitioner in caring not only for each person as an individual but also in offering care for the family and the community, the name was changed to the College of Family Physicians of Canada. Since its inception the College has vigorously promoted the recognition of family medicine in Canada, and has developed major research and educational programs to help its members become even better doctors.

In his 1979 informal history of the College, David Woods described how, by 1954, general practitioners had come to feel like second-class citizens in the medical hierarchy. Specialists were seen as ruling the roost, and medical schools and hospitals were devoting less and less time and residency space to the field of general practice. This meant that there would not only be a shortage of family doctors in the future but those who did choose that field would never have the education and research resources to keep up with the demands of modern medicine. Health care consumers

Needing to reach sick patients in winter, Dr. Iser Steiman (standing behind his son) and his assistant use a snowmobile driven by a "pusher propeller" 1.8 m in diameter, in Kamsack, SK.

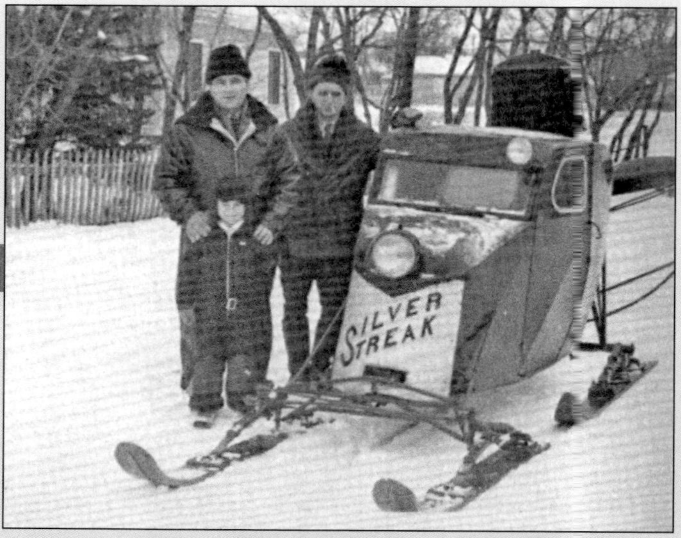

Pour visiter ses patients malades en hiver, le Dr Iser Steiman (debout derrière son fils) et son assistant utilisent une autoneige propulsée par une hélice arrière dont le diamètre est de 1,8 mètre. Kamsack, SK.

LE 17 JUIN 1954, un petit groupe de praticiens généraux se retrouvent autour d'une table au Palomar Supper Club à Vancouver pour échanger des idées sur l'avenir de la pratique familiale au Canada. Depuis cet humble début, le Collège des médecins de famille du Canada a connu une croissance exponentielle : de 400 membres au départ, il est devenu une société médicale importante avec ses 17 000 médecins de famille et un personnel administratif nombreux et efficace. En 1967, afin d'insister davantage sur le rôle du praticien général à dispenser des soins non seulement à chaque personne comme individu, mais aussi à offrir des soins à la famille et à la communauté, le nom a été changé pour devenir « Le Collège des médecins de famille du Canada ». Depuis sa création, le Collège s'est impliqué énergiquement à mettre en valeur la médecine familiale au Canada et a élaboré d'importants programmes d'éducation et de recherche pour aider ses membres à devenir de meilleurs médecins.

Dans son récit personnel de l'histoire du Collège publié en 1979, David Woods décrit comment, en 1954, les praticiens généraux en étaient arrivés à se sentir comme des citoyens de seconde classe dans la hiérarchie médicale. Les spécialités occupaient tout l'espace et les facultés de médecine et les hôpitaux consacraient de moins en moins de temps et de postes de résidence au domaine de la pratique générale. Par le fait même, on se dirigeait non seulement vers une pénurie de médecins de famille dans le futur, mais, également, ceux qui avaient choisi ce domaine n'auraient jamais accès aux ressources éducatives et de recherche pour

might demand to see specialists immediately, being unable to find a family doctor, or believing that general practitioners were incapable of properly treating their illnesses, no matter how minor. Moreover, many medical students had come to believe that being general practitioners was less rewarding than being specialists who were often better paid, worked fewer hours, and enjoyed greater respect amongst their peers and in their community.

From the beginning the officers and executive directors of the College have emphasized to all

Apart from the satisfaction of being "a special breed of doctor" practising medicine in a small community, "there's always great fishing," says Dr. W. Donald Watt, 1986–87 College President, seen here in Bella Coola, BC, with his children, Vicki and Dave, in 1958.

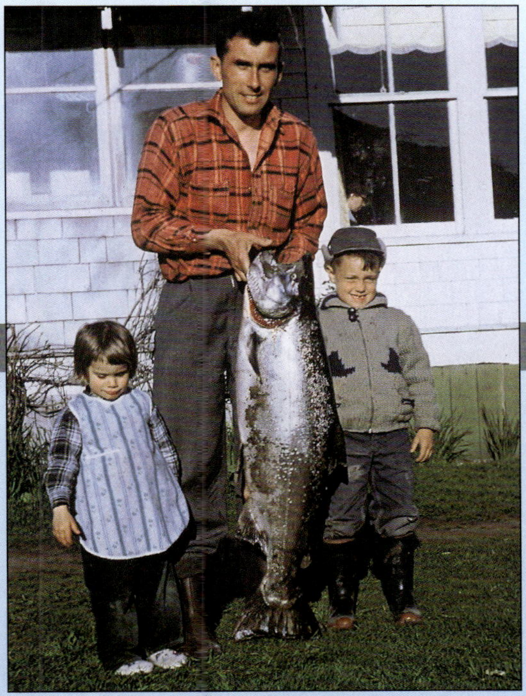

En plus de la satisfaction de faire partie de la race spéciale des médecins qui exercent dans des petites collectivités, « la pêche est toujours spectaculaire », dit le Dr W. Donald Watt, président du Collège en 1986–87, que l'on voit ici à Bella Coola, C.-B., avec ses enfants, Vicki et Dave, en 1958.

In 1965, the Wikwemikong Band make Dr. John F. Bailey of Swift Current, ON, an Honorary Chieftain with the Ojibwa name Gaikezheyongai, or "Swift-Wing," and present him and his sons, Peter and Jeffrey, with handmade deerskin jackets. Dr. Bailey is the 1989 Canadian Family Physician of the Year.

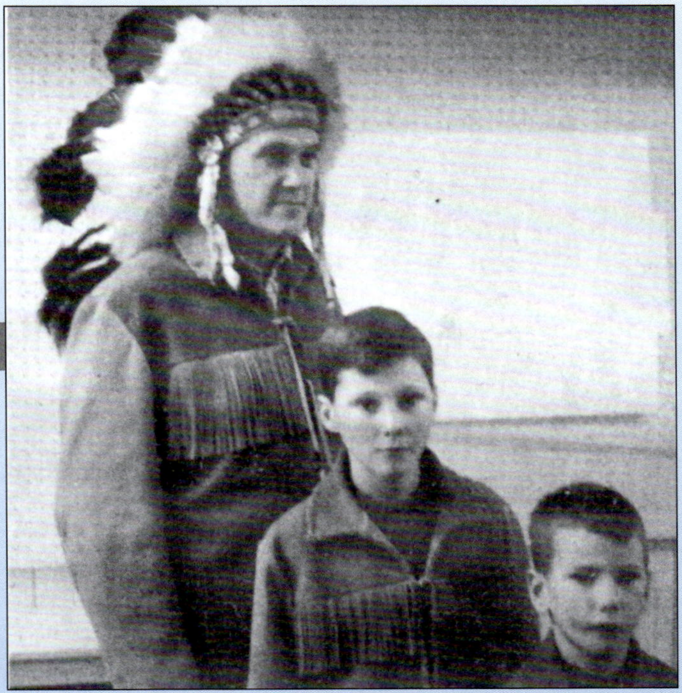

En 1965, la bande Wikwemikong a décerné au Dr John F. Bailey de Swift Current, ON, le titre de chef honoraire, désigné dans le langage Ojibwa sous le nom de Gaikezheyongai*, ou « Ailes agiles », et lui a offert, ainsi qu'à ses fils Peter et Jeffrey, des manteaux en peaux de chevreuil faits à la main. Dr Bailey fut le médecin de famille canadien de l'année en 1989.*

répondre aux exigences de la médecine moderne. Les consommateurs de soins de santé pouvaient demander de consulter un spécialiste immédiatement à cause de l'impossibilité de trouver un médecin de famille, ou croyaient que les praticiens généraux étaient incapables de traiter adéquatement leur maladie, si mineure soit-elle. De plus, de nombreux étudiants en médecine en étaient venus à croire que la pratique générale comportait moins de gratifications que les spécialités, lesquelles étaient d'ailleurs souvent mieux rémunérées,

Canadians the importance of valuing family physicians as equal to their specialist colleagues. Thanks to this leadership and the hard work of family doctors themselves, according to a Decima Research poll done in August 2003, two-thirds of Canadians today identify their family doctor as the most important health care provider for themselves and their families. Only 16 percent cite medical specialists as being the most important. Moreover, over 90 percent of those questioned say the care they receive from their family doctor is good to excellent, and over 80 percent of them want to have their family doctor participating in their hospital care.

Yet, in 2003, only 24 percent of graduating medical students in Canada made family practice their first choice. A priority for the College of Family Physicians of Canada has been to augment the image and value of family physicians and family medicine in the medical schools, in hospitals, and in community practice across the country in order to provide support for family practice that reflects the value expressed by the public. Have we come full circle between 1954 and 2004?

The answer ought to be a resounding no! In 2004, most Canadians want to have a family physician, and even some of our governments have begun to recognize the importance of having a strong family practice base throughout the nation. In most Canadian

"To become more self-reflective, medicine will have to go through a huge cultural change," wrote Dr. Ian R. McWhinney. "In these changes, general practice is already some distance along the way. The importance of being different is that we can lead the way."

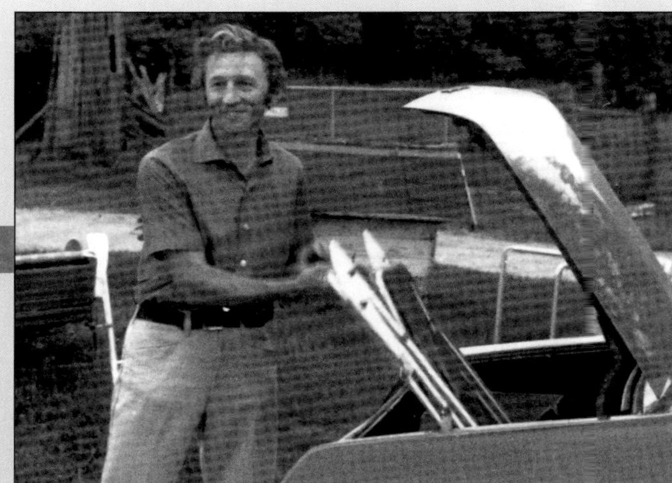

« Si elle veut devenir davantage autoréflective, la médecine devra subir un changement culturel énorme, » écrit le Dr Ian R. McWhinney. « Dans le cadre de ces changements, l'omnipratique a déjà franchi plusieurs étapes. En étant différents, nous pouvons tracer la voie. »

exigeaient moins d'heures de travail et suscitaient davantage le respect des pairs et de la communauté.

Dès le début, les administrateurs et les directeurs généraux du Collège ont fait valoir auprès de tous les Canadiens l'importance de considérer les médecins de famille sur le même pied que leurs collègues spécialistes. Grâce à ce leadership et au travail ardu des médecins de famille eux-mêmes, selon un sondage du Centre de recherche Décima effectué en août 2003, les deux tiers des Canadiens identifient aujourd'hui leur médecin de famille comme étant le plus important dispensateur de soins de santé pour eux-mêmes et leurs familles. Seulement 16 pour cent mentionnent que les médecins spécialistes sont les plus importants. Qui plus est, plus de 90 pour cent des répondants disent que les soins reçus de leurs médecins de famille vont de bons à excellents, et plus de 80 pour cent d'entre eux souhaitent voir leur médecin de famille participer aux soins intrahospitaliers lorsqu'ils sont hospitalisés.

Toutefois, en 2003, seulement 24 pour cent des diplômés des facultés de médecine au Canada ont inscrit la médecine familiale comme premier choix. L'une des priorités du Collège des médecins de famille du Canada fut d'améliorer l'image et la valeur des médecins de famille et de la médecine familiale dans les facultés de médecine, dans les hôpitaux et les pratiques communautaires aux quatre coins du pays afin que la pratique familiale soit à la hauteur de la valeur exprimée par la population. Serions-nous revenus à notre point de départ entre 1954 et 2004?

La réponse devrait être un non retentissant! En 2004, la

jurisdictions, people needing to see a specialist require a referral from a family doctor. Studies show it is more cost-effective for the system to have family physicians available than it is for people to see specialists without a referral, or to head off to the nearest hospital emergency ward at the slightest sign of an illness. Studies have also clearly shown that populations that have access to primary care/family physicians are healthier (Starfield et al.). Communities that have family physicians who know and understand their patients' needs and aspirations, and who are familiar with the social and environmental resources of the settings in which they practise, are healthier societies.

And yet Canada has both an acute and chronic shortage of family doctors—a problem that affects both small rural, and large urban communities. Despite this, our governments, medical schools, and hospitals often fail to provide the incentives and supports for family physicians. If more medical students are to be motivated to select family practice careers, perhaps it is time to trumpet more loudly the advantages and joys of choosing a career in family medicine, and for governments to understand that family physicians are the essential *first line of defence*—health care professionals who can intervene at the first sign of illness, be it physical or emotional, there-

While skiing on vacation with a friend in Austria in 1973, Dr. Calvin Gutkin, a family and emergency physician from Toronto Western Hospital, responds to an urgent page for medical assistance in dealing with a fellow skier's ruptured Achilles tendon.

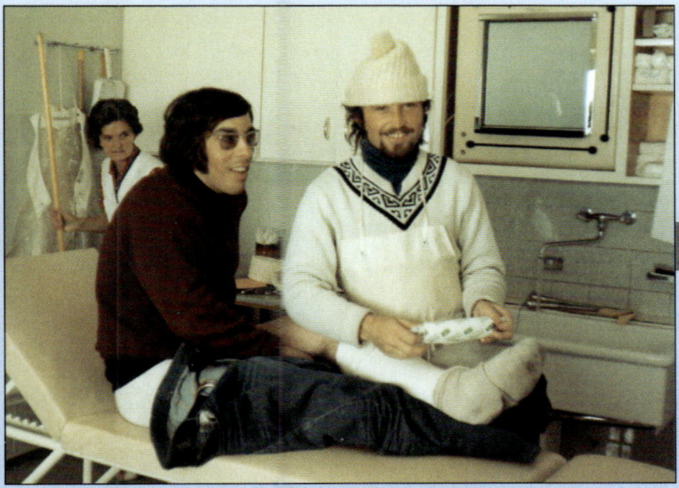

En ski avec un ami alors qu'il est en vacances en Autriche en 1973, le Dr Calvin Gutkin, médecin de famille et médecin d'urgence au Toronto Western Hospital, répond à un appel urgent demandant un médecin pour venir en aide à un skieur qui vient de subir une rupture du tendon d'Achille.

plupart des Canadiens veulent avoir un médecin de famille, d'autant plus que certains gouvernements ont commencé à reconnaître l'importance d'une base de médecine familiale solide dans tout le pays. Dans la plupart des provinces et territoires, les personnes qui ont besoin de voir un spécialiste demandent d'être référées par un médecin de famille. Des études démontrent qu'il est plus rentable pour le système d'assurer la disponibilité de médecins de famille que de voir les patients consulter les spécialistes sans avoir été référés, ou se ruer au service des urgences le plus près au moindre signe de maladie. Les études ont aussi clairement démontré que les populations qui ont accès à des soins de première ligne ou à des médecins de famille sont en meilleure santé (Starfield et ses collègues). Les collectivités ayant des médecins de famille qui connaissent et comprennent les besoins et les aspirations de leurs patients, et qui sont familiers avec les ressources sociales et environnementales des milieux où ils exercent, sont des sociétés en meilleure santé.

Néanmoins, le Canada souffre d'une pénurie de médecins de famille, à la fois aiguë et chronique, un problème qui affecte autant les petites communautés rurales que les grandes agglomérations urbaines. Malgré ce constat, il arrive souvent que nos gouvernements, nos facultés de médecine et nos hôpitaux n'offrent pas de mesures incitatives et de soutien aux médecins de famille. S'il faut motiver davantage les étudiants en médecine à choisir la médecine familiale comme carrière, il est peut-être temps de proclamer haut et fort les avantages et les joies de choisir la médecine familiale comme

by preventing more serious problems and avoiding subsequent costly medical expenditures. Perhaps it is also time for governments and medical professionals to stress even more adamantly the advantages of not only treating but also preventing disease. And who is better equipped to promote healthy lifestyles than family physicians—the medical professionals that the people of Canada trust the most.

Medical students contemplating their future careers are usually quite aware of some of the challenges associated with family practice. They know the hours are often long and reimbursement from the government health plans for services rendered is often less than adequate and much less than what specialists are able to earn. Debts incurred in medical school may take years to repay on a family physician's income. Many patients today are savvy health care consumers thanks to the media and the Internet, resulting in their arriving for their doctor's visits with many questions and challenges. This forces their family physicians to take more time with them to discuss their options. Some patients may gravitate to alternative forms of health care when they fail to receive

Dr. Brian K. E. Hennen, Canada's first family physician dean at the Faculty of Medicine, University of Manitoba, and first Donald I. Rice Award winner, believes that "we must face the future with a collectivity of purpose and resolve to speak with one voice when we speak for family medicine in Canada."

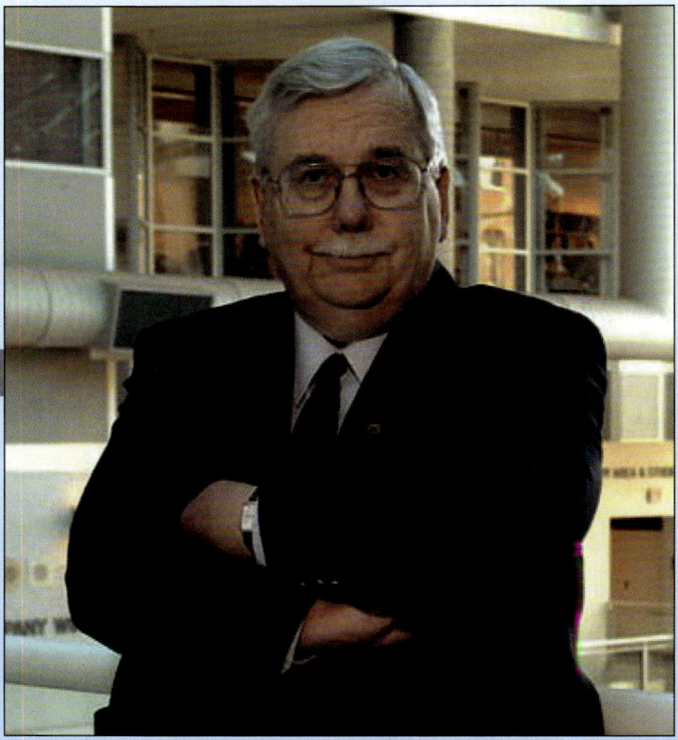

Le Dr Brian K. E. Hennen, premier médecin de famille canadien à devenir doyen d'une faculté de médecine, celle de l'Université du Manitoba, et le premier récipiendaire du prix Donald I. Rice, est d'avis que « nous devons envisager l'avenir dans une perspective collective et être déterminés à parler à l'unisson lorsque nous intervenons au nom de la médecine familiale au Canada. »

carrière, et pour les gouvernements de comprendre que les médecins de famille constituent l'essentielle *première ligne d'intervention*, c'est-à-dire celle où des professionnels des soins de santé peuvent intervenir au premier signe d'une maladie physique ou émotionnelle, prévenant ainsi des problèmes plus graves et évitant subséquemment des dépenses médicales coûteuses. Il est peut-être également temps pour les gouvernements et les professionnels de la médecine de promouvoir encore plus résolument les avantages liés non seulement au traitement mais également à la prévention des maladies. Et qui est mieux placé que les médecins de famille pour promouvoir des habitudes de vie saines ? Ce sont les professionnels de la médecine à qui les Canadiens font le plus confiance.

Les étudiants en médecine qui analysent leur carrière future sont habituellement bien conscients de certains des défis associés à la pratique familiale. Ils savent que les heures de travail sont souvent longues et que la rémunération offerte par les régimes gouvernementaux d'assurance-maladie pour les services rendus est souvent inadéquate et bien inférieure à celle que peuvent générer les spécialistes. Avec le revenu d'un médecin de famille, le remboursement des dettes encourues pendant les études médicales peut se pro-

quick relief or find traditional western medicine inadequate—particularly when dealing with chronic ailments. Unfortunately, some people also take exception to what they think are doctors' excessive incomes, not understanding that the reported incomes don't usually include the expenses of running a practice, or the long hours it takes (up to 73 hours a week) to earn it.

Dr. Dominique Tessier of Montreal, QC (on right with Dr. Johanne Blais in 1993), has never lost her optimism for the future of family medicine. "My prayer flags hang in my office; every time they move, they send my prayers that the family medicine my children might one day practise will be as enjoyable for them as it is for me."

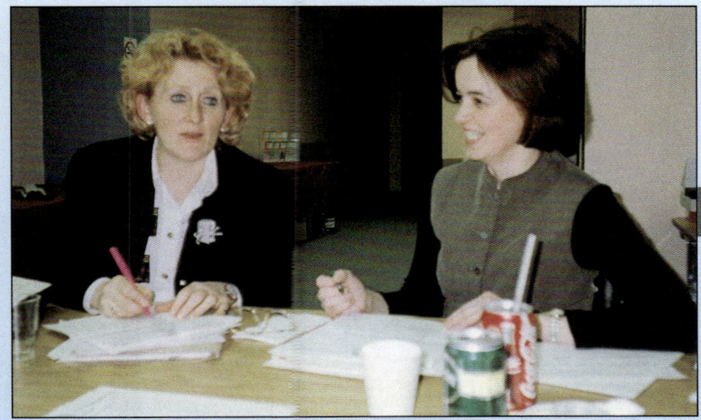

Dre *Dominique Tessier, de Montréal, QC (à droite, avec* **Dre** *Johanne Blais en 1993), n'a jamais perdu son optimisme pour l'avenir de la médecine familiale. « Mes drapeaux de prières sont suspendus dans mon bureau; chaque fois qu'ils bougent, ils prient pour que la médecine familiale que pourraient un jour exercer mes enfants soit aussi satisfaisante pour eux qu'elle l'a été pour moi. »*

And yet, as is so often clearly expressed by experienced family physicians, the rewards of family practice can be very satisfying, in fact, greater than those of any other specialty! A family physician once told this author that the greatest joy in his life, other than being with his own children and wife, was to deliver a baby and then provide the care as that newborn develops from infancy through childhood to adulthood. He has helped bring two generations of many families into this world, and delights in being responsible for the health care of these families—the grandparents, parents, and all their offspring. The positive feedback from patients and their families to their own family physicians is beyond that experienced by specialists.

The National Film Board's film, *A Country Doctor,* is a wonderful story of what the arrival of family doctor Dr. Elena Mihu did for the tiny community of Kinmount, Ontario. This small village in the Kawartha

longer pendant des années. Aujourd'hui, nombreux sont les patients qui sont devenus, à cause des médias et de l'Internet, des consommateurs compulsifs des soins de santé et qui se présentent chez leurs médecins avec de nombreuses questions et exigences. Les médecins de famille doivent donc leur consacrer davantage de temps afin de discuter leurs options. Certains de ces patients peuvent se tourner vers des formes alternatives de soins de santé s'ils n'obtiennent pas un soulagement rapide ou s'ils considèrent la médecine occidentale traditionnelle inadéquate—particulièrement s'il s'agit d'affections chroniques. Malheureusement, certaines personnes se disent indignées des revenus des médecins qu'elles jugent excessifs, ne comprenant pas que les revenus déclarés ne tiennent habituellement pas compte des dépenses associées au fonctionnement de la pratique ou des longues heures (jusqu'à 73 heures par semaine) qu'il faut investir pour générer ce revenu.

Très souvent, comme l'expriment clairement des médecins de famille d'expérience, les gratifications de la pratique familiale peuvent être très satisfaisantes et, de fait, plus intenses que celles de toute autre spécialité. Un médecin de famille a déjà raconté que la plus grande joie de sa vie, outre celle d'être avec son épouse et ses enfants, était de mettre au monde un bébé et de lui prodiguer des soins comme nouveau-né et de suivre son développement tout au long de son enfance, de son adolescence et jusqu'à sa vie adulte. Il a ainsi contribué à mettre au monde deux générations de nombreuses familles et se réjouit d'être

Lakes region of Ontario did not have a doctor until Dr. Mihu arrived to take up the challenge. The film captures Dr. Mihu's experiences and shows that, despite the difficulty of being the only medical doctor in the community, she has gained great personal satisfaction from being able to help and comfort her patients. Interviews with her patients clearly reveal how highly they value the commitment she has made to them. She is an integral part of her community, and has no regrets over having made the move to serve its residents.

There are many other family physicians with endless stories to tell, reflecting the full spectrum of life's joys and tragedies, and their relationships with patients that define what this branch of medicine is all about. Most family physicians have accepted the challenge of practising family medicine in often difficult circumstances, and have derived great personal satisfaction from helping their patients lead healthier lives or navigate through the complexities of traumatic health care issues. Family physicians are the quarterbacks of the health care team. The team may have its other specialists, but it cannot perform without leaders who have the vision of the entire field, and know when and how to carry out the action

Dr. Richard Denton of Kirkland Lake, ON, brings some of the medical customs—and traditional dress—of the Masai to his office following a study trip to Africa. "Family physicians are open to alternative medicine and go to extremes sometimes to bring teachings from far away places into their offices."

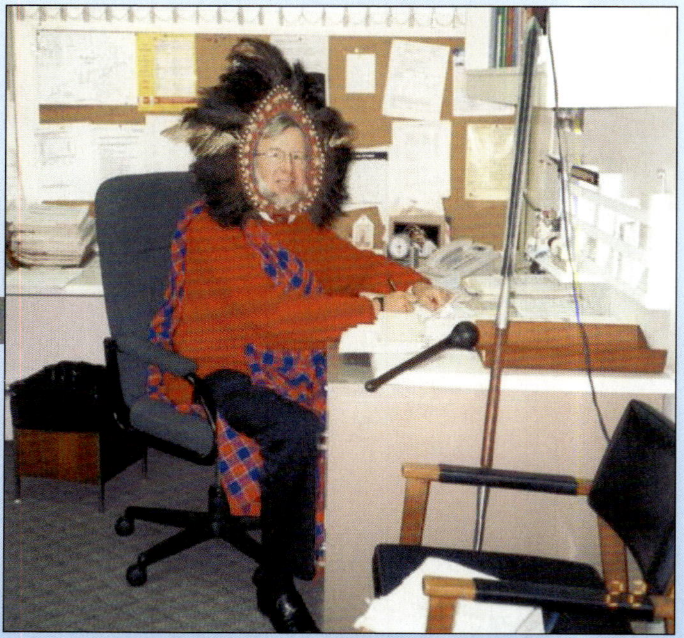

Dr Richard Denton de Kirkland Lake, ON, a ramené de Masai quelques-uns des us et coutumes médicaux—et même des vêtements traditionnels—à son cabinet suite à un voyage d'études en Afrique. « Les médecins de famille sont ouverts aux médecines parallèles et vont parfois aux extrêmes pour ramener à leur cabinet certains enseignements recueillis dans des régions très lointaines. »

responsable des soins que nécessitent ces familles—les grands-parents, les parents et toute leur progéniture. Les commentaires positifs des patients et de leurs familles envers leurs propres médecins de famille dépassent l'expérience vécue par les spécialistes.

Le documentaire de l'Office national du film *A Country Doctor* raconte l'histoire merveilleuse de la Dre Elena Mihu, médecin de famille, suite à son arrivée dans la petite communauté de Kinmount, en Ontario. Ce petit village de la région des lacs Kawartha en Ontario était dépourvu de médecin jusqu'à l'arrivée de la Dre Mihu, qui avait accepté de relever le défi. Le film raconte ses expériences et montre que, malgré les difficultés d'être le seul médecin de la communauté, elle éprouve une grande satisfaction personnelle de pouvoir aider et réconforter ses patients. Les entrevues avec les patients révèlent clairement à quel point ils apprécient son dévouement envers eux. Elle est complètement intégrée à la communauté et n'éprouve aucun regret d'avoir choisi cette pratique communautaire.

De nombreux autres médecins de famille ont des histoires semblables et interminables à raconter, reflétant ainsi l'éventail complet des joies et des tragédies de la vie, ainsi que leurs relations avec les patients qui définissent le sens de cette branche de la médecine. La plupart des médecins de famille ont accepté le défi d'exercer la médecine familiale

themselves, or to recognize instinctively when and to whom they must hand the ball.

So, practising family medicine is not a stroll in the park. As you read the story of how family medicine has evolved over the years, often under very challenging circumstances, you will appreciate why family

Dr. Carol P. Herbert (on left), Dean of the Faculty of Medicine and Dentistry at the University of Western Ontario, with Dr. Moira Stewart, knows that "the most protective thing in one's life is to have good solid relationships—they help you fully enjoy the work you do and help you be a better person."

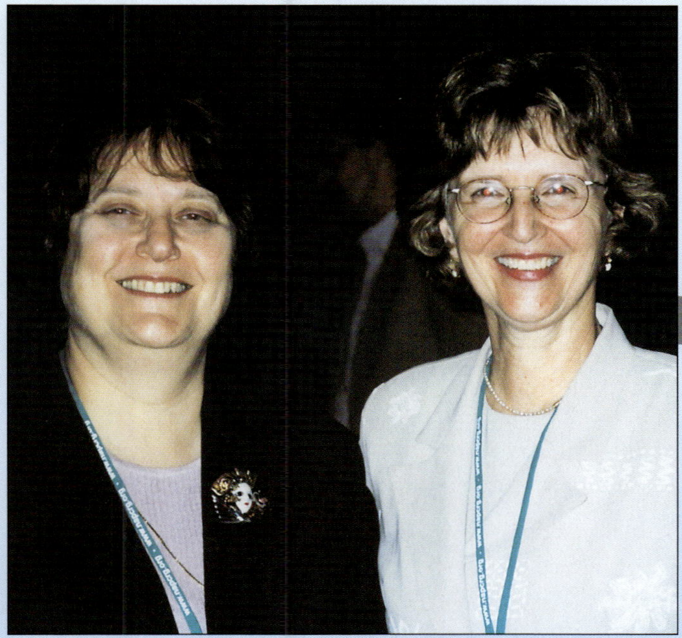

Dre Carol P. Herbert (à gauche), doyenne de la Faculté de médecine et de médecine dentaire de l'Université de Western Ontario, avec Dre Moira Stewart, sait que «des relations solides et de qualité sont la meilleure protection qu'on puisse avoir dans la vie—elles vous aident à profiter pleinement de votre travail et à devenir une meilleure personne. »

dans des circonstances souvent difficiles et ils ont retiré une grande satisfaction personnelle à pouvoir aider leurs patients à adopter des habitudes de vie plus saines ou à naviguer à travers les complexités de problèmes de santé traumatisants. Les médecins de famille sont les quarts-arrière de l'équipe

doctors are both loved and respected by their patients and their peers.

How much do Canadians value their family doctors? Look beyond the Decima Research poll noted above. The vast majority of Canadians see their family doctors as the first line of defence for all their medical concerns. They trust their family doctors to keep them as healthy as possible, to help them prevent disease, and to guide them through illnesses that may also require visits to specialists or hospitals. Family doctors often have to translate medicalese into lay terminology so that their patients understand exactly what is, or may be, wrong with them, and so that they can calm and reassure them. Family physicians must also know their patients' entire medical history, including the drugs and other treatments they are receiving, and must often try to relay this information to specialists and other health care givers participating in the care of their patients.

des soins de santé. Bien que l'équipe puisse compter sur d'autres spécialistes, elle ne peut fonctionner adéquatement sans ceux qui ont une vision d'ensemble du terrain, qui savent quand et où intervenir eux-mêmes, ou qui savent reconnaître instinctivement quand et à qui il faut passer le ballon.

Ainsi, l'exercice de la médecine familiale n'est pas de tout repos. En lisant le parcours de la médecine familiale au fil des ans, souvent dans des circonstances très difficiles, vous serez en mesure d'apprécier pourquoi les médecins de famille sont à la fois appréciés et respectés de leurs patients et de leurs collègues.

À quel point les Canadiens apprécient-ils leurs médecins de famille? Regardez au-delà des résultats du sondage Décima mentionnés ci-dessus. La vaste majorité des Canadiens considèrent que les médecins de famille constituent la première ligne d'intervention pour toutes leurs préoccupations d'ordre médical. Ils font confiance aux médecins de famille pour les aider à demeurer le plus possible en santé, à prévenir la maladie et à les guider pour toute

How do patients view their interactions with their family physicians? The following is but one story exemplifying the importance of having a family doctor, and of the high esteem in which family physicians are held.

Helen Ashby and her husband Keith ushered in the new millennium full of hope and enthusiasm. She had just taken early retirement from her teaching career, and Keith was busy with his computer consulting business. But in January 2000 things began to go horribly wrong.

Keith began to experience chest pains one day, which quickly turned into what he described as "an elephant sitting on my chest." At the nearest hospital, in Newmarket, Ontario, he was stabilized and was released a few days later to await further diagnostic procedures and potential bypass surgery. The last week of January, he suffered another, milder heart attack.

The last week of February, Helen discovered a lump in one breast. She immediately made an appointment to see her family physician, and was quickly referred to a surgeon. By the end of March a needle biopsy and lumpectomy confirmed the presence of cancer, and Helen was faced with

Dr. Stuart Iglesias, formerly of Hinton, AB, is chosen as the first recipient of the province's new Distinction in Practice Award in 2002, recognizing the "unsung heroes" of medicine who provide outstanding care in rural communities.

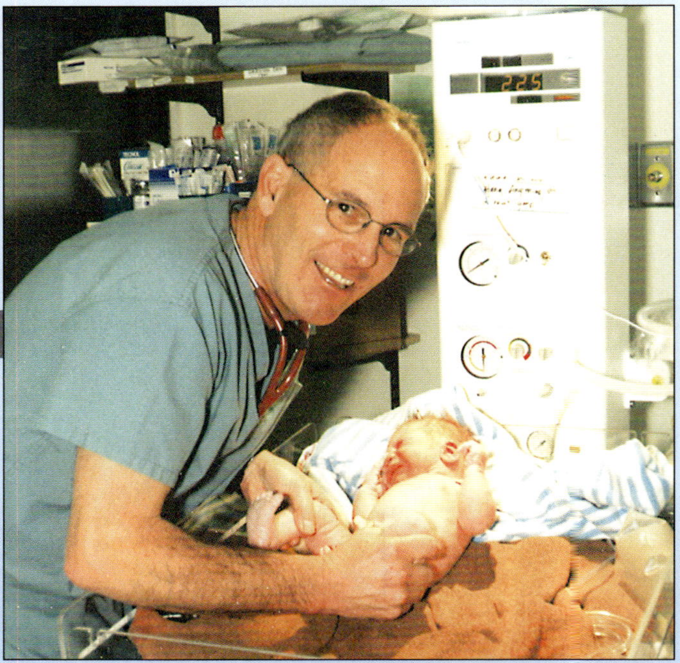

Le Dr Stuart Iglesias, autrefois de Hinton, Alberta, a été le premier récipiendaire du nouveau prix provincial de « Distinction pour la pratique » en 2002, reconnaissant les « héros méconnus » de la médecine qui dispensent des soins exceptionnels dans les collectivités rurales.

affection pouvant également nécessiter des interventions spécialisées et des soins hospitaliers. Les médecins de famille doivent souvent traduire les termes médicaux en terminologie populaire afin d'aider les patients à comprendre la cause exacte, ou la cause potentielle de leurs malaises et, ainsi, les calmer et les rassurer. Les médecins de famille doivent également bien connaître toute l'anamnèse médicale de leurs patients, y compris celle des médicaments et des autres traitements reçus, et ils doivent souvent transmettre cette information aux spécialistes et aux autres intervenants qui participent aux soins nécessités par l'état des patients.

Comment les patients considèrent-ils leurs interactions avec leurs médecins de famille? L'histoire suivante ne représente qu'un exemple de l'importance d'avoir un médecin de famille et de la grande estime que l'on accorde aux médecins de famille.

Helen Ashby et son mari Keith entrent dans le nouveau millénaire pleins d'espoir et d'enthousiasme. Elle vient de débuter une retraite précoce après une carrière dans l'enseignement, alors que Keith poursuit une carrière de consultant en informatique. Mais, en janvier 2000, la situation prend une tournure dramatique.

Un jour, Keith ressent des douleurs thoraciques qu'il décrit « comme si un éléphant s'était assis sur ma poitrine ». À Newmarket, en Ontario, l'hôpital le plus

chemotherapy and radiation treatments. By now Keith had been referred to Sunnybrook Hospital in Toronto, where he was given a June date for his bypass surgery.

Helen completed her chemotherapy just after Keith's bypass surgery, which was successful. However, complications followed and he remained in Sunnybrook Hospital for two weeks. Helen was terribly distressed; because of the backlog for radiation services in Ontario, she was afraid she might be sent far away while Keith was struggling at home to recover.

Keith was finally home from Sunnybrook in late June, and beginning to feel better. Then one day, a week after his discharge, Keith collapsed outside his house and died on the operating table from an aortic dissection. Helen was devastated. With the help of her family doctor, her friends and family, she some-

The National Film Board's documentary, A Country Doctor, *featuring Dr. Elena Mihu of Kinmount, ON, and her patients, shows how important it is for the people in her community to have their own family physician.*

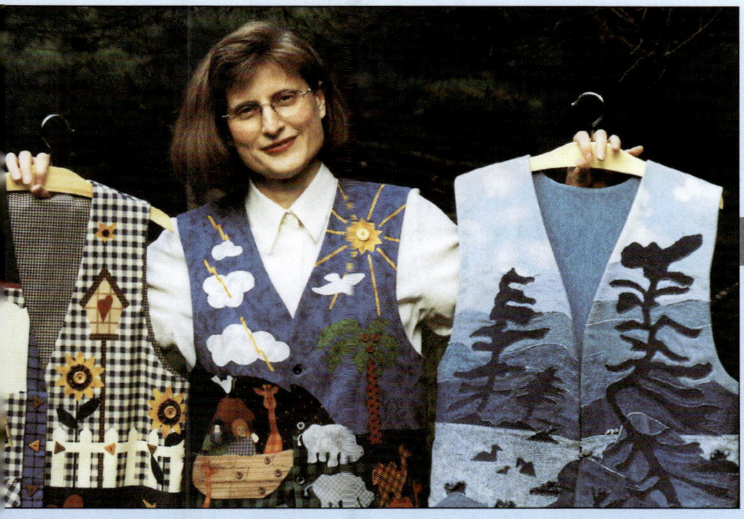

Le film documentaire A Country Doctor, *mettant en vedette Dre Elena Mihu de Kinmount, ON, et ses patients, illustre à quel point il est important pour la population de sa collectivité d'avoir son médecin de famille personnel.*

Dr. Joan Bain's work in family violence continues when she becomes the College's first female President in 1987–88. Dr. Bain is seen here in 2002 receiving a Life Membership, along with Mr. Donald J. C. Steen, the College's Director of Administration for 25 years, who is becoming an Honorary Member.

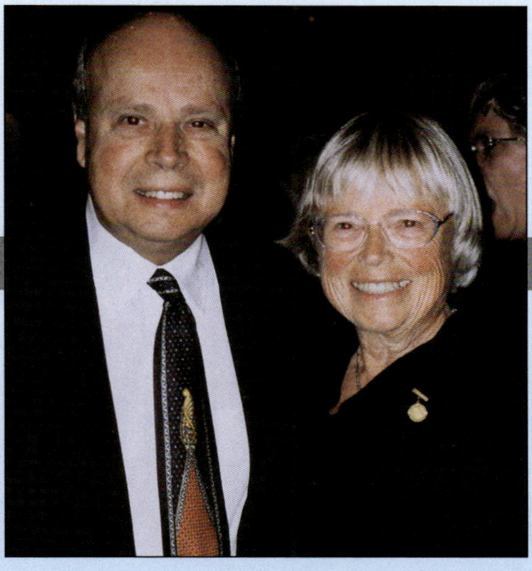

Dre Joan Bain a poursuivi ses travaux dans le domaine de la violence familiale lorsqu'elle est devenue la première femme à présider le Collège en 1987–88. On voit ici Dre Bain en 2002 alors qu'elle reçoit le titre de membre à vie, en compagnie de M. Donald J. C. Steen, directeur de l'Administration du Collège pendant 25 ans, qui devient membre honoraire.

près, on le stabilise et on le libère quelques jours plus tard dans l'attente d'interventions diagnostiques plus poussées et de la possibilité d'un pontage. La dernière semaine de janvier, il présente une autre attaque cardiaque plus légère.

La dernière semaine de février, Helen découvre une bosse dans un sein. Elle prend immédiatement rendez-vous avec son médecin de famille et est rapidement référée à un chirurgien. À la fin de mars, une biopsie à l'aiguille et une tumorectomie ont confirmé la présence d'un cancer; Helen s'est donc retrouvée confrontée à la chimiothérapie et à la radiothérapie. Parallèlement, Keith a été référé au Sunnybrook Hospital à Toronto, où la date du pontage a été fixée au mois de juin.

Helen a terminé ses sessions de chimiothérapie juste

how managed to struggle through the next few weeks. But she often cried for hours on end, and her will to live was weak. Moreover, she still had no idea where she would have to go for her radiation treatments. Her family doctor came to her rescue, offering Helen whatever help she could, and also arranging for her to receive grief counselling from other medical professionals and a bereavement group. Finally, Helen received word that her radiation therapy would take place at Sunnybrook Hospital in Toronto. At least she would remain close to her bereavement support groups during those few weeks.

Without a family doctor, how would Helen have coped with her illness and her husband's death occurring so close together? "I doubt if I could have survived without her," Helen says, "and she is still always there for me whenever I need her advice or help. She has always taken the time to listen to my concerns, and to discuss various health care modalities with me. Even before Keith died, she would regularly call while I was struggling with the terrible side effects of chemotherapy to find out how I was, and she was always willing to see me at home if necessary. She is concerned with both my physical and emotional well-being, and often asks about my

Dr. Réjean Hébert, dean of the Faculty of Medicine at the University of Sherbrooke, believes that "care of the elderly is the application of the principles and values of family medicine to a specific clientele with very important health needs. It's a clientele that will be growing over the next 20 years."

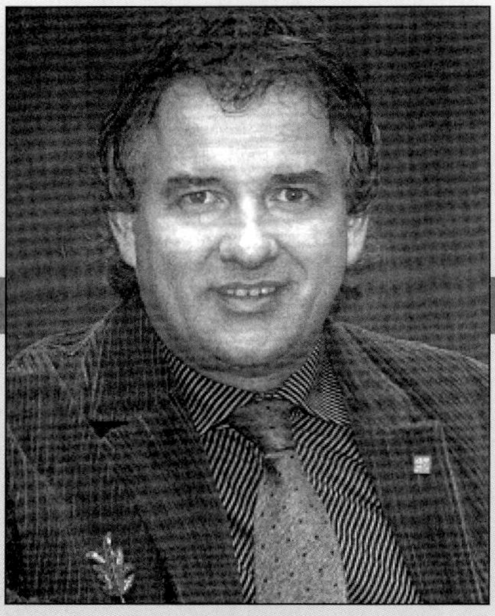

Le Dr Réjean Hébert, doyen de la Faculté de médecine de l'Université de Sherbrooke, est d'avis que « les soins aux personnes âgées sont l'application des principes et des valeurs de la médecine familiale à une clientèle particulière dont les besoins en termes de soins de santé sont immenses. C'est une clientèle qui augmentera considérablement au cours des 20 prochaines années. »

après le pontage de Keith; l'intervention fut un succès. Toutefois, des complications sont apparues et il est demeuré hospitalisé au Sunnybrooke Hospital pendant deux semaines. Helen était terriblement inquiète; à cause du retard accumulé en Ontario dans les services de radiothérapie, elle craignait d'être transférée loin de chez elle alors que Keith poursuivait sa convalescence à domicile.

Keith a finalement reçu son congé du Sunnybrook Hospital vers la fin de juin et prenait du mieux. Puis, soudainement, une semaine après son congé de l'hôpital, Keith s'est affaissé à l'extérieur de son domicile et est décédé lors d'une intervention pour dissection de l'aorte. Helen était dévastée. Avec l'aide de son médecin de famille, de ses amis et de sa famille, elle a réussi à surmonter ses épreuves pendant les semaines qui ont suivi. Souvent, elle pleurait pendant des heures et sa volonté de survivre était plutôt faible. De plus, elle n'avait encore aucune idée où elle devrait se rendre pour ses traitements de radiothérapie. Son médecin de famille est venu à la rescousse, offrant à Helen toute l'aide nécessaire, y compris des sessions de counselling pour personnes en deuil dispensées par d'autres professionnels de la santé et par un groupe de soutien. Finalement, Helen a appris que sa radiothérapie lui serait prodiguée au Sunnybrook Hospital à Toronto. Elle pourrait au moins demeurer près de ses groupes de soutien pendant ces quelques semaines.

Sans son médecin de famille, comment Helen aurait-

present activities, and we discuss how they might affect me in the future. I have been most fortunate to have her as my family physician."

Dr. James Rourke and his daughter, Shannon, help Gerry Smith celebrate her 100th birthday. An active family physician in Goderich, ON, for 25 years, Dr. Rourke is now Dean of the Faculty of Medicine at Memorial University in St. John's, NL.

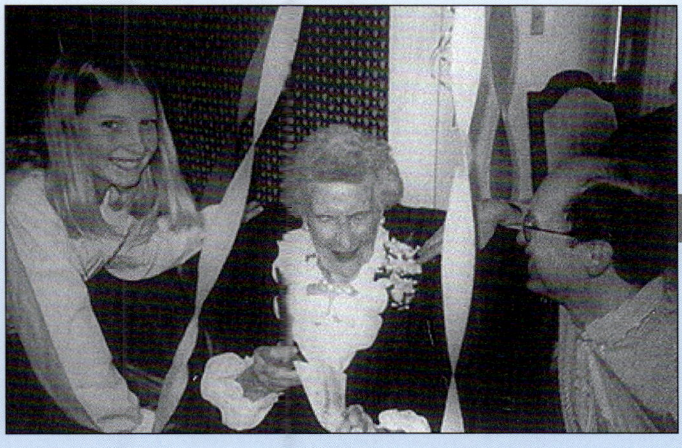

Le Dr James Rourke et sa fille Shannon, aident Gerry Smith à célébrer son 100e anniversaire. Médecin de famille en pratique active à Goderich, Ontario, pendant 25 ans, Dr Rourke est maintenant doyenne de la Faculté de médecine de l'Université Memorial à St. John's, Terre-Neuve.

"There's no doubt the best part of clinical practice is the ongoing, continuing relationship with families," says Dr. Nick Busing, Chair of the Department of Family Medicine at the University of Ottawa and 1997–98 College President. "My practice is growing older with me."

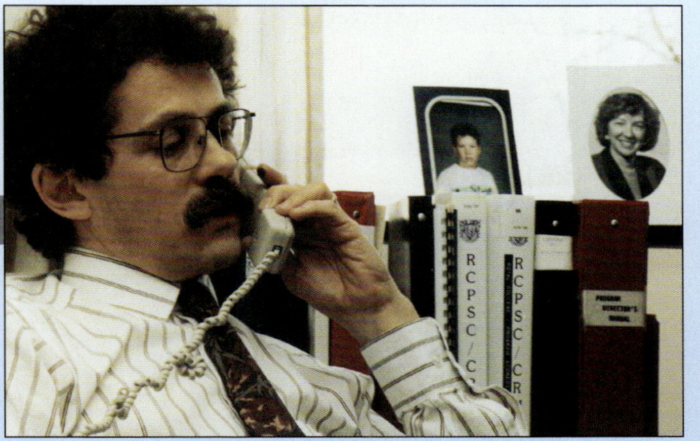

« Il ne fait aucun doute que la meilleure partie de la pratique clinique est la relation avec les familles qui se poursuit sur une base continue, » dit Dr Nick Busing, directeur du Département de médecine familiale à l'Université d'Ottawa et président du Collège en 1997–98. « Ma pratique vieillit avec moi. »

elle pu surmonter sa maladie et la mort de son mari survenues de façon aussi rapprochées? « Je me demande si j'aurais survécu sans elle », dit Helen, « et elle est toujours là lorsque j'ai besoin d'un conseil ou de son aide. Elle a toujours pris le temps d'écouter mes inquiétudes et de discuter des diverses modalités de soins appropriées à mon cas. Même avant la mort de Keith, elle téléphonait régulièrement alors que j'étais aux prises avec les effets indésirables et difficilement supportables de la chimiothérapie pour savoir dans quel état j'étais, et elle m'offrait toujours de venir me voir à domicile si nécessaire. Elle se préoccupe de mon bien-être, autant émotionnel que physique, et me questionne souvent sur mes activités actuelles et leur impact sur ma vie future. Je me considère très chanceuse de l'avoir comme mon médecin de famille. »

1 The First Five Years / Les cinq premières années

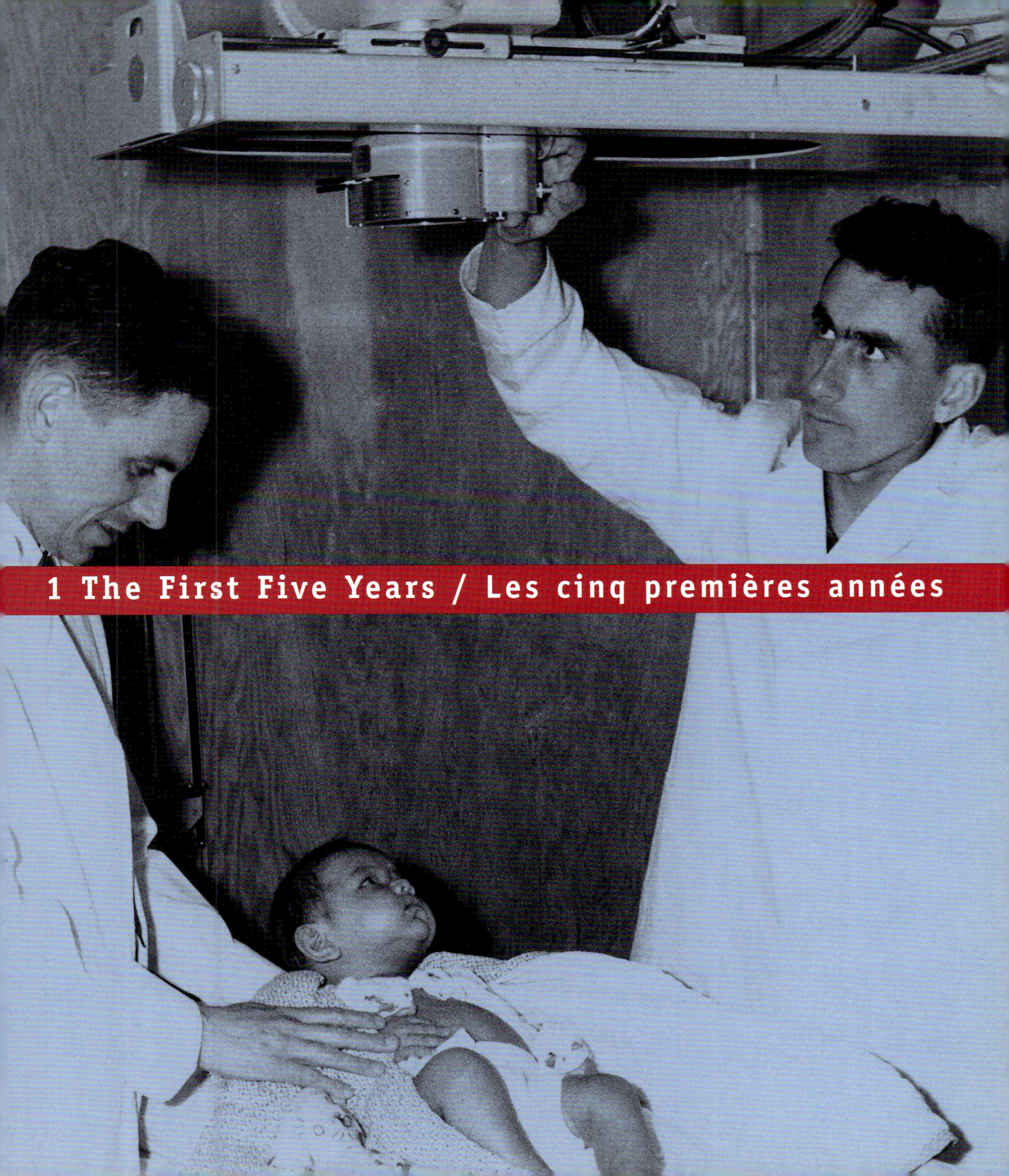

The First Five Years

JUNE 17, 1954, was a historic day, not just because of the opening of the first McDonald's, but because a group of Canadian general practitioners met at the Palomar Supper Club in Vancouver to discuss how to preserve and advance their branch of medicine.

Dr. William Victor (Vic) Johnston, a small-town family doctor who was to become the first executive director of the College of General Practice of Canada (the College), was well aware that the image of the general practitioner was declining steadily in the public eye. He had been lobbying the Canadian Medical Association (CMA) since 1947 to approve the establishment of a separate organization for general practitioners. And he also began speaking to as many general practitioners as he could to emphasize the need for them to belong to such an organization. Dr. Bruce Halliday, who became president of the College in 1972, recalls having travelled from his home in Tavistock, Ontario, to Stratford to hear Dr. Johnston. He was so impressed with what Dr. Johnston had to say that he became one of the first doctors to join the College in 1954.

In the early 1950s, Dr. Johnston noted that the respected and beloved family doctor seemed to be becoming "a professional incompetent" to some of the public. People wanted to see specialists for whatever ailed them because those doctors were supposedly the experts. Advances in medicine were so rapid and

Dr. W. Victor Johnston holds the framed Greek scroll, signed by the officers of the Medical Association of Cos, while Dr. Murray R. Stalker, inaugural president, receives the Gavel from Dr. Thomas C. Routley, President of the Canadian Medical Association, in Vancouver on June 17, 1954.

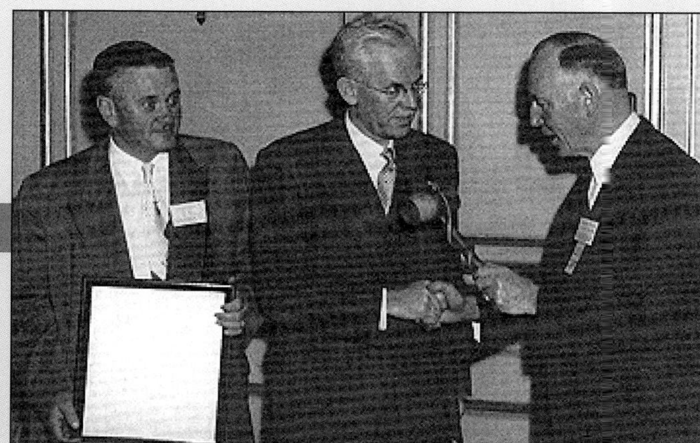

Le Dr W. Victor Johnston tient le parchemin grec encadré, signé par les membres de la direction de l'Association médicale de Cos alors que le Dr Murray R. Stalker, premier président, reçoit le Maillet du Dr Thomas C. Routley, président de l'Association médicale canadienne, à Vancouver, le 17 juin 1954.

LE 17 JUIN 1954 fut une journée historique, non seulement à cause de l'ouverture du premier restaurant McDonald, mais aussi parce qu'un groupe de praticiens généraux du Canada se sont réunis au Palomar Supper Club de Vancouver pour discuter comment préserver et faire progresser leur domaine de la médecine.

Le Dr William Victor (Vic) Johnston, médecin de famille exerçant dans une petite ville, qui allait devenir le premier directeur général du *College of General Practice of Canada* (le Collège), était bien conscient que l'image du praticien général devenait de moins en moins favorable aux yeux du public. Depuis 1947, il faisait pression auprès de l'Association médicale canadienne (AMC) pour qu'elle approuve la mise sur pied d'une organisation distincte pour les praticiens généraux. Et, au cours de la même période, il a commencé à s'adresser à un grand nombre de praticiens généraux en insistant sur l'importance pour eux d'appartenir à une telle organisation. Le Dr Bruce Halliday, qui est devenu président du Collège en 1972, se souvient de s'être déplacé de son domicile à Tavistock, en Ontario, jusqu'à Stratford pour entendre le Dr Johnston. Il fut tellement impressionné par ce que le Dr Johnston avait à dire qu'il est devenu l'un des premiers médecins à joindre les rangs du Collège en 1954.

Au début des années 1950, le Dr Johnston constatait que le médecin de famille, aimé et respecté, semblait devenir un « incompétent professionnel » pour une partie de la population. Les gens voulaient consulter les spécialistes au moindre petit malaise présumant que ces médecins étaient des experts. Les progrès de la médecine furent si rapides et si

The inaugural meeting of the College Executive Committee and Board of Representatives in June 1954. ***Front row:*** *Dr. Armand Rioux, Quebec City, QC; Dr. Howard Black, Vancouver, BC; Dr. Charles Gass, Tatamagouche, NS; Dr. Murray Stalker, Ormstown, QC; Dr. Victor Johnston, Lucknow, ON; Dr. Pat Rose, Edmonton, AB.* ***Back row:*** *Dr. Wendell McLeod, Saskatoon, SK; Dr. Fitz Werthenbach, Unity, SK; Dr. Carmi Warren, Don Mills, ON; Dr. George Dewar, O'Leary, PEI; Dr. William Wilford, Wiarton, ON; Dr. Mel Rice, Campbellton, NB; Dr. John Walsh, Manuels, NL; Dr. Tim McCoy, Vancouver, BC; Dr. Jack McKenty, Winnipeg, MB; Dr. Maurice Hobbs, Millbrook, ON.* ***Absent:*** *Dr. Hans Geggie, Wakefield, QC.*

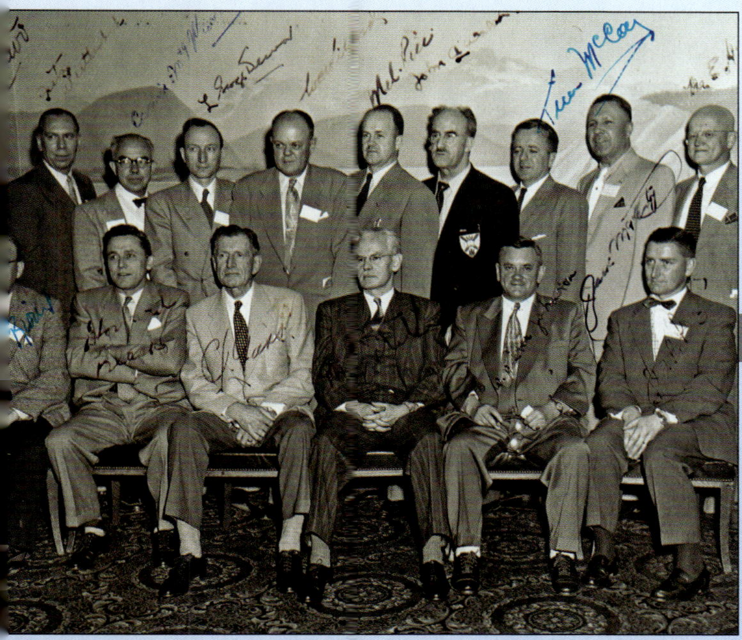

L'assemblée inaugurale du Comité directeur et du Conseil des représentants en juin 1954. **Première rangée :** *Dr Armand Rioux, Québec, QC; Dr Howard Black, Vancouver, BC; Dr Charles Gass, Tatamagouche, NS; Dr Murray Stalker, Ormstown, QC; Dr Victor Johnston, Lucknow, ON; Dr Pat Rose, Edmonton, AB.* **Rangée arrière :** *Dr Wendell McLeod, Saskatoon, SK; Dr Fitz Werthenbach, Unity, SK; Dr Carmi Warren, Don Mills, ON; Dr George Dewar, O'Leary, PEI; Dr William Wilford, Wiarton, ON; Dr Mel Rice, Campbellton, NB; Dr John Walsh, Manuels, NL; Dr Tim McCoy, Vancouver, BC; Dr Jack McKenty, Winnipeg, MB; Dr Maurice Hobbs, Millbrook, ON.* **Absent :** *Dr Hans Geggie, Wakefield, QC.*

sweeping that unless general practitioners became committed to Continuing Medical Education programs, they would have a difficult time keeping up with the new diagnostic and treatment modalities. Also, since the end of World War II, it had become increasingly difficult for general practitioners to acquire hospital privileges, as the specialists gradually squeezed them out. Dr. Johnston, and other concerned general practitioners, had long recognized the need for a medical organization to further their educational needs and aspirations. Similar challenges were recognized in other countries. As a result, the American Academy of General Practice had been formed in 1947, and the Royal College of General Practitioners of Great Britain was born in 1952. The precedents had been set.

The Palomar luncheon took place in June 1954 across the street from the Hotel Vancouver, where the CMA was then holding its annual national meeting. Just as had occurred when the Royal College of

importants que les praticiens généraux, à moins de s'impliquer dans des programmes d'éducation continue, trouvaient difficile de suivre les progrès des nouvelles modalités diagnostiques et thérapeutiques. De même, depuis la fin de la Seconde Guerre mondiale, il était devenu de plus en plus difficile pour les praticiens généraux d'obtenir des privilèges hospitaliers, puisque les spécialistes avaient pris graduellement toute la place. Le Dr Johnston, et d'autres praticiens généraux préoccupés, avaient reconnu depuis longtemps la nécessité d'une organisation médicale qui répondrait davantage à leurs aspirations et à leurs besoins éducatifs. D'autres pays avaient déjà éprouvé des difficultés semblables. Il en était résulté la création de l'*American Academy of General Practice* en 1947 et du *Royal College of General Practitioners* de Grande-Bretagne en 1952. Les précédents étaient donc en place.

Le déjeuner au Palomar eut donc lieu en juin 1954, en face de l'Hôtel Vancouver où l'AMC tenait son assemblée générale annuelle. Tout comme ce fut le cas lors de la création du Collège royal des médecins et chirurgiens du

Physicians and Surgeons of Canada was established in 1929 to serve the educational needs of specialists, so too would the CMA role be central to the founding of a college for general practitioners. Although it was with somewhat subdued blessings, a $10,000 start-up stipend from the CMA helped the College take its first baby steps. The initial membership was 400 doctors. Dr. Johnston moved into a small office in Toronto with his assistant, Mrs. Molly Webb, and began addressing the challenges of keeping family medicine alive—better education programs for general practitioners; involvement in the comprehensive training of future general practitioners in medical schools; reestablishment of their hospital privileges; a redefinition of "general practice"; the threat of the overemphasis of specialization in Canadian medical schools; and the re-education of the public to accept the fact that general practitioners were able doctors.

General practice in 1954 was quite different than it is today. Almost all family doctors practised alone and, particularly in rural communities and small towns, were often seen in the hospital tending to the needs of their patients. They did general surgery and regularly acted as anesthetists when assisting specialists in the operating room. House calls were routine, and family doctors were available at all hours of the day or night—24/7, in the vernacular of the present. My own family doctor would often leave patients in his waiting room, while he attended another acutely

Queen Elizabeth II, seen here prior to her coronation in 1953, visits patients in a Victoria hospital ward during a royal visit in October 1951.

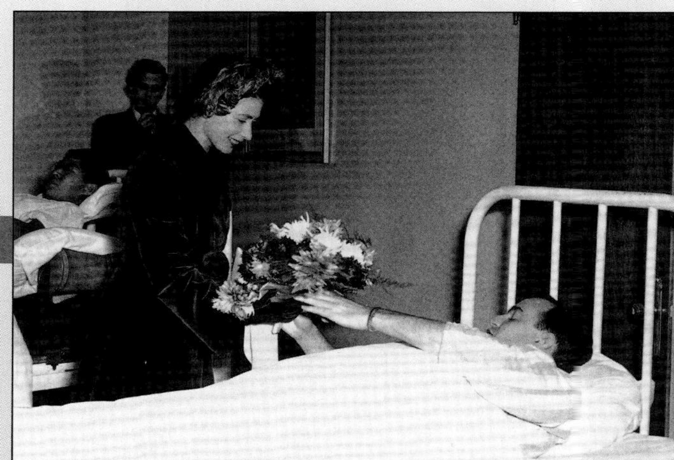

La Reine Elizabeth II, vue ici avant son couronnement en 1953, visite des patients dans un hôpital de Victoria au cours d'une visite royale en octobre 1951.

Canada en 1929 afin de répondre aux besoins éducatifs des spécialistes, l'AMC allait encore une fois jouer un rôle central dans la mise sur pied d'un Collège pour les praticiens généraux. C'est avec un enthousiasme mitigé que l'AMC a accordé une allocation de démarrage de 10 000 $ pour aider le nouveau Collège à faire ses premiers pas. Le nombre initial d'adhérents s'élevait à 400 médecins. Le Dr Johnston s'installa dans un petit bureau de Toronto avec son assistante, Mme Molly Web, et commença à relever les nombreux défis liés à la sauvegarde de la médecine familiale, notamment de meilleurs programmes éducatifs pour les praticiens généraux; une implication dans les facultés de médecine pour assurer la formation globale des futurs praticiens généraux; le rétablissement de leurs privilèges hospitaliers; une redéfinition de la « pratique générale »; la menace que posait la surenchère de la spécialisation dans les facultés de médecine du Canada; ainsi que la rééducation de la population pour l'amener à reconnaître que les praticiens généraux étaient des médecins compétents.

En 1954, la pratique générale était très différente de celle que l'on connaît aujourd'hui. Presque tous les médecins de famille exerçaient en solo et, particulièrement dans les collectivités rurales et les petites villes, on les voyait souvent à l'hôpital pour répondre aux besoins de leurs patients. Ils faisaient de la chirurgie générale et agissaient régulièrement comme anesthésistes dans les salles d'opération pour assister les spécialistes. Les visites à domicile étaient partie intégrante de la routine. Les médecins de famille étaient disponibles à toute heure, jour et nuit, 24/7 dans le jargon d'aujourd'hui. Mon propre médecin de famille

ill, bed-ridden patient at home, or he would leave a sign on his locked office door advising people to return later. He drew blood and then did whatever diagnostic testing he could by himself. For routine problems he would carefully examine his patient's eyes and tongue, palpate the affected area of the body, and then make his usually accurate diagnosis. And when he realized that the problem might be more emotional than physical, he took the time to conduct a bit of psychotherapy. Like most family physicians of his day, his fees were based on the nature of his treatment and how much his patients could afford. Although Saskatchewan had introduced public, universal hospital insurance in 1947, Medicare had not yet arrived. When my family doctor went out on house calls his black bag did not include the arsenal of sophisticated diagnostic tools and medications available today. Many of the medicines he prescribed were mixed by the trusted pharmacist across the street from his office. But he always carried with him much common sense gained from his years of experience, and he had the calm, comforting demeanour that assured his patients and their families everything would turn out okay.

In 1954, perhaps the most feared disease in the

Never more than a phone call away from his patients' needs, and always trying to find time for his family and his prize roses in his 15-hour workday, Dr. Victor Johnston demonstrates the skills acquired after 28 years in general practice.

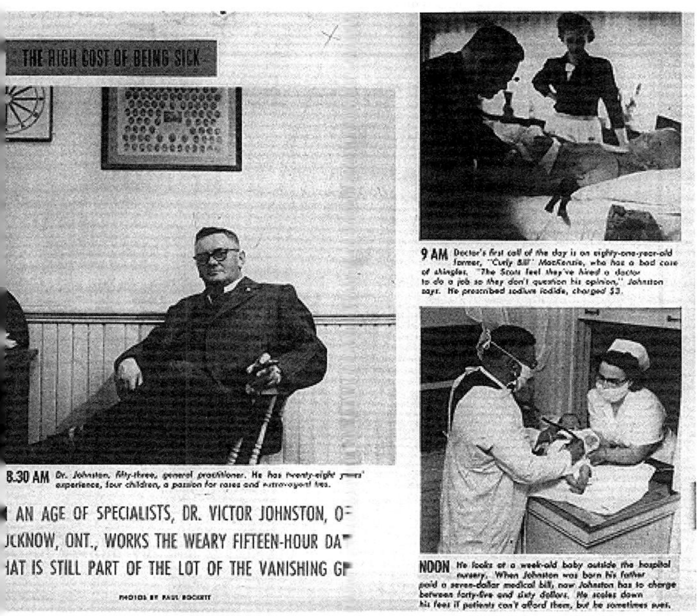
THE HIGH COST OF BEING SICK
8.30 AM Dr. Johnston, fifty-three, general practitioner. He has twenty-eight years' experience, four children, a passion for roses and
AN AGE OF SPECIALISTS, DR. VICTOR JOHNSTON, OF
JCKNOW, ONT., WORKS THE WEARY FIFTEEN-HOUR DA
HAT IS STILL PART OF THE LOT OF THE VANISHING G
9 AM Doctor's first call of the day is on eighty-one-year-old farmer, "Curly Bill" MacKenzie, who has a bad case of shingles. "The Scots feel they've hired a doctor to do a job so they don't question his opinion," Johnston says. He prescribed sodium iodide, charged $3.
NOON He looks at a week-old baby outside the hospital nursery. When Johnston was born his father paid a seven-dollar medical bill, now Johnston has to charge between forty-five and sixty dollars. He scales down his fees if patients can't afford them, but he sometimes

Jamais plus qu'à une distance téléphonique pour répondre aux besoins de ses patients et s'efforçant toujours de trouver du temps pour sa famille et ses rosiers durant ses jours de travail de 15 heures, le Dr Victor Johnston fait la démonstration des habiletés acquises au fil de ses 28 années de pratique générale.

laissait souvent des patients dans la salle d'attente pour aller au chevet d'un patient présentant une maladie aiguë ou d'un autre alité à domicile; ou encore, il laissait une note sur la porte barrée de son cabinet disant aux patients de revenir plus tard. Il effectuait lui-même des prélèvements sanguins et certains tests diagnostiques. Si le problème était routinier, il examinait attentivement les yeux et la langue de son patient, palpait la région corporelle atteinte puis il posait un diagnostic habituellement correct. Lorsqu'il réalisait que le problème était davantage émotionnel que physique, il prenait le temps de faire un peu de psychothérapie. À l'instar de la plupart des médecins de famille de son temps, ses honoraires étaient basés sur la nature du traitement et sur la capacité de payer du patient. Même si la Saskatchewan avait introduit en 1947 un système public et universel d'assurance hospitalière, l'assurance-maladie n'existait pas. Lorsque mon médecin de famille effectuait des visites à domicile, sa trousse noire ne contenait pas l'arsenal complexe des outils diagnostiques et des médications disponibles aujourd'hui. Parmi les médicaments qu'il prescrivait, beaucoup étaient des mélanges concoctés par un pharmacien de confiance dont l'officine était située de l'autre côté de la rue. Mais il transportait toujours avec lui un sens pratique acquis par des années d'expérience, d'autant plus qu'il dégageait un calme et un sentiment

so-called First World was polio. In fact, the Nobel Prize in Medicine was awarded that year to three doctors for their research to find a cure for the disease. The Salk vaccine was still undergoing clinical trials. (Mass inoculations did not begin until April 1955.) Many childhood diseases were years away from being eradicated by vaccination programs. Tuberculosis was a significant health care problem, particularly amongst new immigrants from poorer countries; sanatoriums for those with the disease were filled, and children were routinely tested for TB at the beginning of every school year. Advanced research into the causes of other major lung disorders and cardiovascular diseases was still in its infancy. The link between smoking and cardiopulmonary diseases was yet to be proved, although a few doctors were certain of the connection. Dr. Bruce Halliday recalls one specialist in a Toronto

These children with polio are being flown aboard a Douglas DC-3 aircraft from the Yukon Territory to Calgary, AB, for treatment.

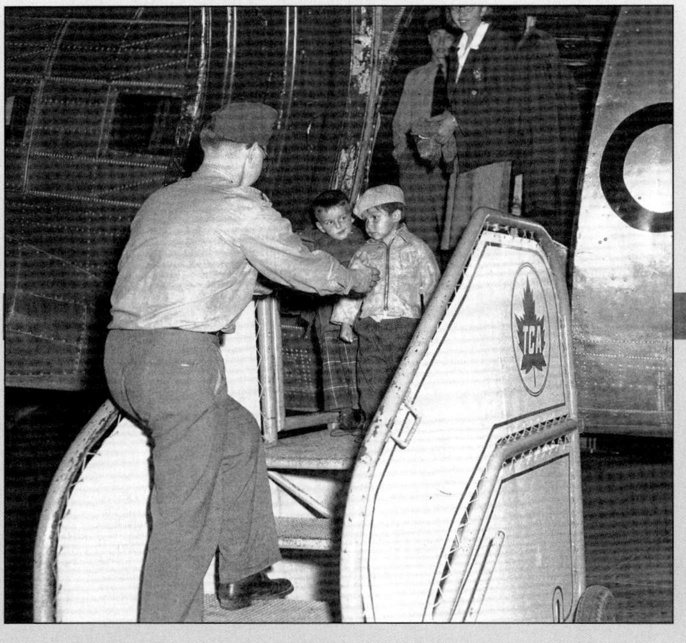

Ces enfants atteints de polio sont transférés à bord d'un avion Douglas DC-3 du Territoire du Yukon à Calgary, AB, pour recevoir des traitements.

In 1953, polio affects 8,000 Canadians, killing 481. The following year, mass inoculations with the new Salk vaccine reduce the death toll to 157.

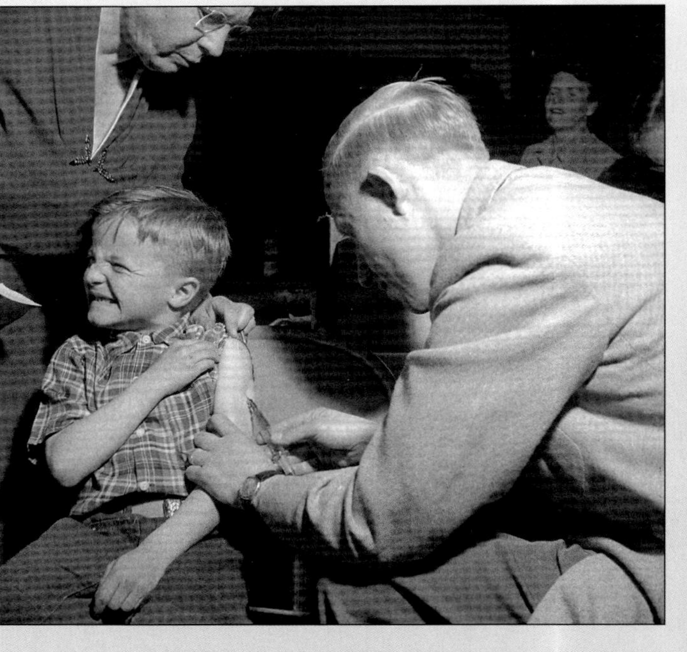

En 1953, la polio affecte 8 000 Canadiens; il en meurt 481. L'année suivante, des vaccinations de masse avec le nouveau vaccin Salk réduisent le nombre des décès à 157.

apaisant de sécurité qui assurait aux patients et à leurs familles que tout irait bien.

En 1954, la maladie qui suscitait le plus de craintes dans les pays occidentaux était la polio. De fait, cette année-là, le prix Nobel de médecine a été accordé à trois médecins pour leurs recherches sur un traitement curatif contre cette maladie. Le vaccin Salk était encore au stade des essais cliniques. (Les vaccinations de masse n'ont débuté qu'en avril 1955.) De nombreuses maladies d'enfance étaient encore à des années de leur éradication par les programmes de vaccination. La tuberculose constituait un problème de santé important, particulièrement chez les nouveaux immigrants en provenance de pays pauvres; les sanatoriums étaient remplis de tuberculeux et, au début de chaque année scolaire, les enfants subissaient des tests de routine pour la TB. La recherche avancée sur les causes des autres

hospital who refused to accept residents who smoked. Treatment for bacterial infections was limited to a few antibiotics, although many more were about to be introduced. In the United States, two million pounds of antibiotics were produced in 1954. Today, that number has multiplied 25 times.

But the times were changing, and family doctors had to keep up with the huge advances in health care, or else they would lose respect in their communities, perhaps forever. As an example, in 1954, the Society of Nuclear Medicine was founded in the United States to promote the science, technology, and practical applications of nuclear medicine, which would eventually change the way many diseases were diagnosed and treated. Also in 1954, two Boston doctors—Harrison and Murray—performed the first successful kidney transplant between identical twins in an attempt to overcome the rejection problems. Today, most vital organs are transplanted daily, throughout the world, using anti-rejection drugs that did not exist in 1954.

The first President of the College of General Practice of Canada was Dr. Murray R. Stalker, who was dedicated to furthering training for family physicians—both for those still in medical school and for those already in practice who needed to keep up with all the new diagnostic and treatment modalities. In his inaugural address, Dr. Stalker suggested that undergraduate and immediate postgraduate training

Tuberculosis, "the white plague," is another post-war child killer. At its peak in Canada in 1953, there are 18,977 tuberculosis beds in sanatoriums across the country.

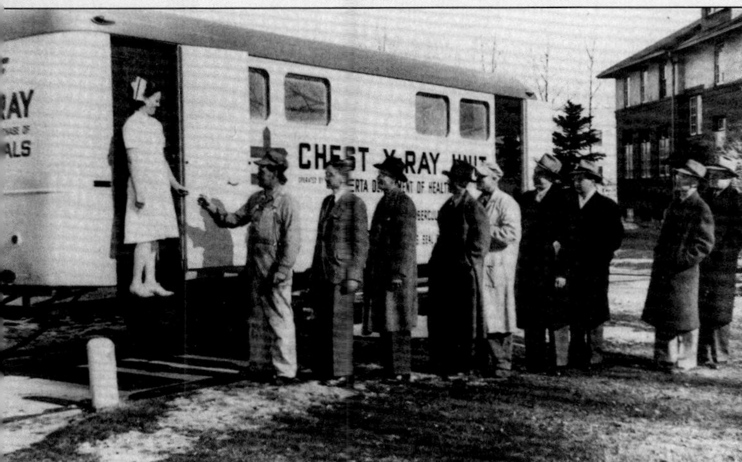

La tuberculose, « la peste blanche », est un autre tueur d'enfants dans la période d'après-guerre. Ayant atteint son sommet en 1953 au Canada, on dénombrait 18 977 lits pour tuberculeux dans les sanatoriums répartis aux quatre coins du pays.

pneumopathies et maladies cardiovasculaires importantes était encore à ses premiers balbutiements. Le lien entre le tabagisme et les maladies cardio-pulmonaires n'était pas encore prouvé, même si quelques médecins étaient convaincus de l'existence de ce lien. Le Dr Bruce Halliday se souvient d'un spécialiste dans un hôpital de Toronto qui refusait d'accepter un fumeur comme patient. Le traitement des infections bactériennes était limité à quelques antibiotiques, même si de nombreux autres étaient sur le point d'être introduits. Aux États-Unis, on a produit deux millions de livres d'antibiotiques en 1954. Aujourd'hui, cette quantité a été multipliée par 25.

Mais on sentait un vent de changement et les médecins de famille devaient rester à l'affût des énormes progrès dans le domaine des soins de santé, sinon ils risquaient de perdre, peut-être pour toujours, le respect de leurs collectivités. À titre d'exemple, la *Society of Nuclear Medicine* a été fondée aux États-Unis en 1954 afin de promouvoir la science, la technologie et les applications pratiques de la médecine nucléaire, laquelle allait éventuellement transformer notre façon de diagnostiquer et de traiter de nombreuses maladies. Également en 1954, deux médecins de Boston, Harrison et Murray, ont réussi la première transplantation rénale sur des jumeaux identiques afin de surmonter les problèmes de rejet. Aujourd'hui, on assiste quotidiennement à travers le monde à des transplantations de la plupart des organes vitaux en ayant recours à des médicaments antirejet qui n'existaient pas en 1954.

Le Dr Murray R. Stalker fut le premier président du *Collège*

for general practitioners "should largely be in diagnosis, and that this should encompass the whole individual." Family doctors in 1954 usually practised alone and did not have immediate access to the newer diagnostic tools available in larger hospitals. Dr. Stalker addressed this issue by stating that the family doctor "will in most instances either unite with others or cooperate with his fellow practitioners" in order to keep up with the latest medical advances. He believed that "there is a way to develop practitioners who can study the earliest symptoms and signs by using psychology, anatomy, physiology, and pathology, and with the assistance of basic laboratory equipment . . . be able to arrive at a sound diagnosis in a large percentage of cases and at a reasonable cost."

So, Drs. Johnston and Stalker were on the same page, as they set out to achieve their goals. However, the road to success was a difficult one. The CMA, which had first discussed the formation of an association of general practitioners in 1947, still considered the College to be a child that ought to follow its

Dr. John F. Bailey, a family physician in Little Current, ON, recalls flying into isolated communities like Killarney to make emergency calls in a plane similar to this de Havilland Fox Moth in the early 1950s.

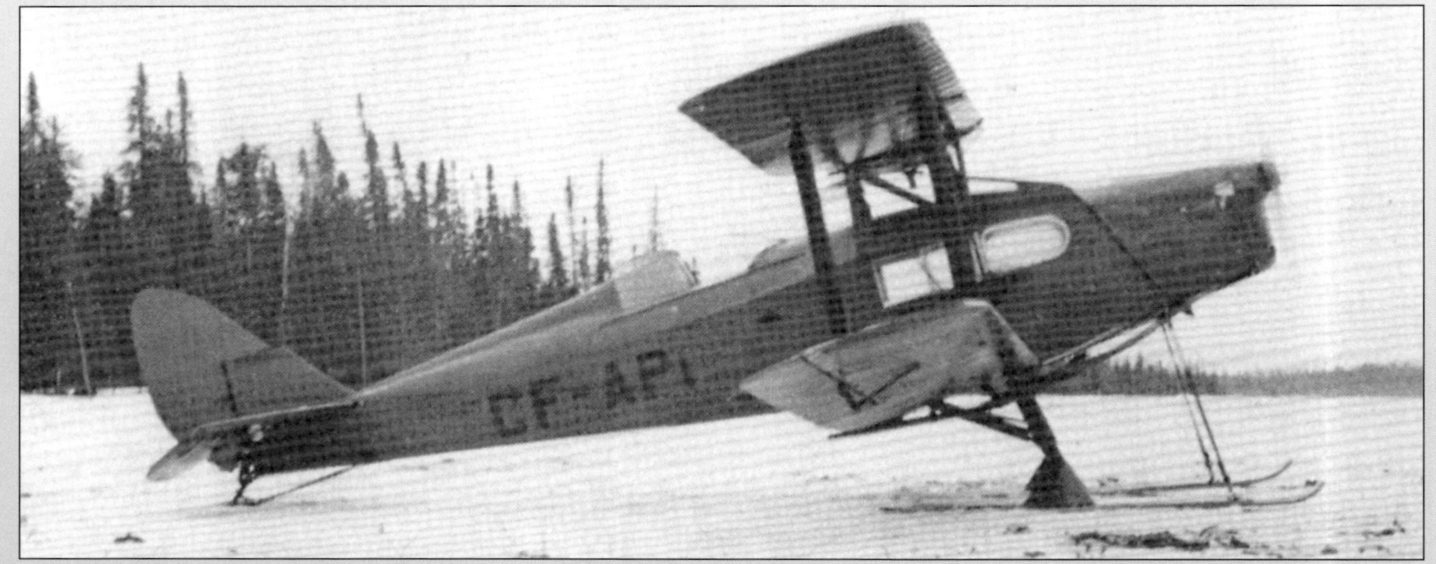

Le Dr John F. Bailey, médecin de famille à Little Current, ON, se souvient d'avoir effectué des vols dans des communautés isolées comme Killarney pour répondre à des appels d'urgence à bord d'un avion semblable à ce De Havilland Fox Moth au début des années 1950.

de médecine générale du Canada; il s'est consacré à pousser plus loin la formation des médecins de famille, autant celle des étudiants en médecine que celle des praticiens qui avaient besoin de suivre les progrès des nouvelles modalités diagnostiques et thérapeutiques. Dans son discours inaugural, le Dr Stalker suggéra que la formation prédoctorale et postdoctorale immédiate des médecins de famille « devrait en grande partie se concentrer sur le diagnostic et couvrir l'individu dans sa globalité ». En 1954, les médecins de famille exerçaient habituellement en solo et n'avaient pas un accès immédiat aux plus récents outils diagnostiques disponibles dans les hôpitaux de plus grande taille. Le Dr Stalker s'intéressa à ce problème et déclara que, dans la plupart des cas, le médecin de famille « s'unira avec d'autres ou coopérera avec ses collègues praticiens » afin de se maintenir au fait des progrès médicaux les plus récents. Il était d'avis « qu'il existe une façon de former des praticiens capables d'étudier les signes et symptômes les plus précoces en intégrant psychologie, anatomie, physiologie et pathologie et, avec l'aide d'un équipement de base en laboratoire... être

Government figures for June 1954 show that Canada has 15,651 doctors: 6,767 (43 percent) in general practice and 6,246 specialists (40 percent). President Stalker states, "We want to restore the doctor as the friend of the patient but as a modern up-to-the-minute physician familiar with all the latest techniques."

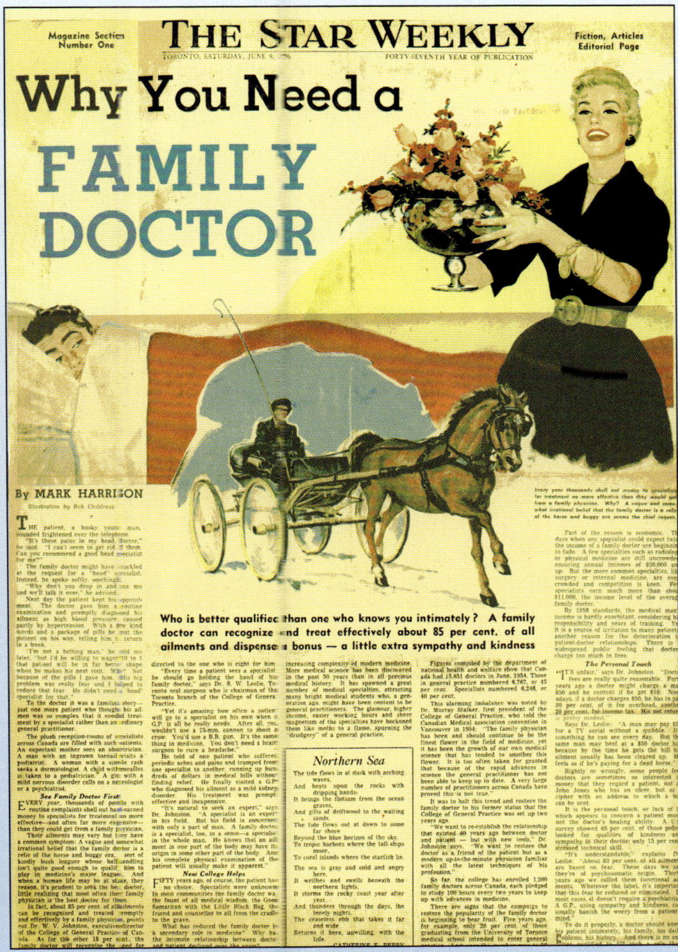

Magazine Section Number One

THE STAR WEEKLY

TORONTO, SATURDAY, JUNE 9,

FORTY-SEVENTH YEAR OF PUBLICATION

Fiction, Articles Editorial Page

Why You Need a FAMILY DOCTOR

By MARK HARRISON

Who is better qualified than one who knows you intimately? A family doctor can recognize and treat effectively about 85 per cent. of all ailments and dispense a bonus — a little extra sympathy and kindness

Selon les chiffres du gouvernement fédéral de juin 1954, on dénombrait 15 651 médecins au Canada : 6 767 omnipraticiens (43 pour cent) et 6 246 spécialistes (40 pour cent). Le président Stalker déclare: « Nous voulons que le médecin redevienne l'ami du patient, mais comme médecin moderne et à la fine pointe des progrès de la technologie. »

By promoting the postgraduate commitment of family doctors during National Health Week, February 3–9, 1957, life insurance companies in Canada play a key role in the early development of family medicine education.

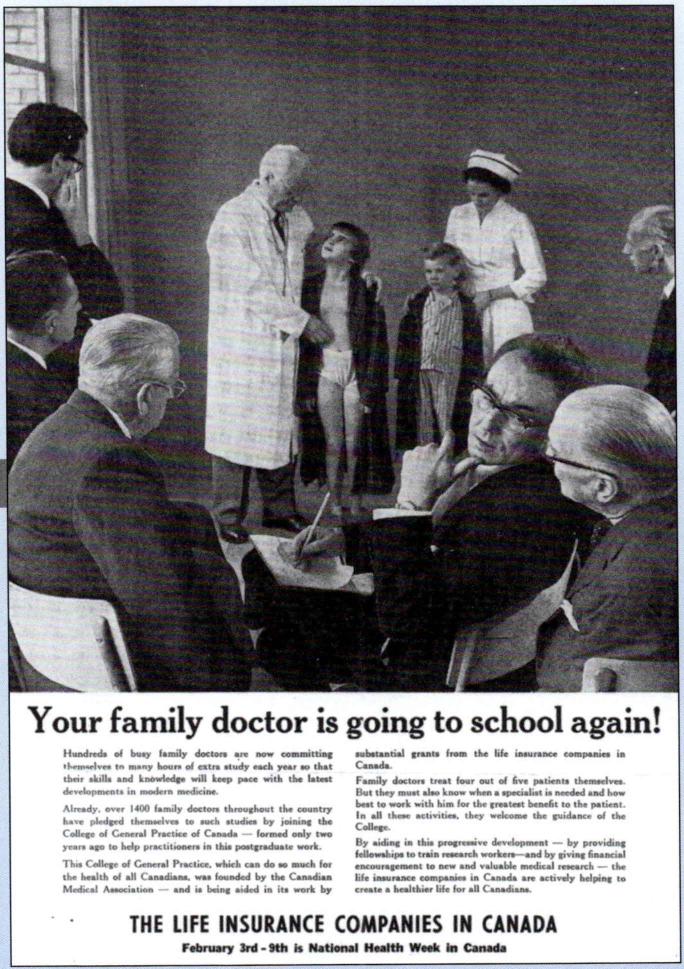

En s'impliquant dans la promotion de la formation postdoctorale des médecins de famille durant la Semaine nationale de la santé, du 3 au 9 février 1957, les compagnies canadiennes d'assurance-vie jouent un rôle clé dans le développement de l'éducation en médecine familiale.

parent's wishes. And there was, in Dr. Stalker's words, "no cooperation with, or enthusiasm from, the Royal College of Physicians and Surgeons of Canada." Today these three medical organizations work well together with a continuously growing respect for one another's skills and areas of expertise.

Although politics and lobbying were not on the College's agenda in its first few years, changes were taking place in Canada that would have a profound effect on the way all doctors, including general practitioners, would practise medicine. In 1957, the federal government, following the lead set by Saskatchewan ten years earlier, passed The Hospital Insurance and Diagnostic Services Act. With this legislation, the Canadian government agreed to share the costs of hospital in-patient care and diagnostic procedures with the provinces. This was a forerunner of Medicare, which eventually included coverage of the fees doctors could charge their patients for each visit.

There were other medical milestones in 1957. Tests of the Sabin oral polio vaccine had just begun, although its use was not approved until 1963. And the American Medical Association (AMA) took the major step of recognizing alcoholism as a disease. Until then alcoholics were often shunned by the medical profession, and there were very few treatment centres for them in North America. Dr. Gordon Bell, an Ontario family doctor who is one of the world's pioneers in treating addiction and the founder of the famous Donwood Institute in Toronto, has said that he was often ostracized by his peers in the 1940s and 1950s for wasting his time treating "drunks."

Beyond medicine, there was also another earth-shattering scientific event that year—Sputnik. It was the beginning of the space age and all of the ramifications that followed, including many medical experiments that led to new diagnostic and treatment procedures. Forty years later, two members of the

en mesure de poser un diagnostic précis dans un fort pourcentage de cas et à un coût raisonnable. »

Ainsi, les Drs Johnston et Stalker étaient sur la même longueur d'ondes pour mettre en œuvre la réalisation de leurs objectifs. Toutefois, le chemin du succès présentait un parcours difficile. L'AMC, la première à discuter de la formation d'une association de praticiens généraux en 1947, considérait encore le Collège comme un enfant qui doit se plier aux désirs de ses parents. Et, selon le Dr Stalker, « Le Collège royal des médecins et chirurgiens du Canada ne manifestait aucune collaboration ni enthousiasme. » Aujourd'hui, par contre, ces trois organisations présentent un bon esprit d'entraide dans un climat de respect croissant pour les compétences et les domaines d'expertise réciproques.

Même si la politique et le lobbying ne constituaient pas la priorité du Collège pendant ces premières années, le Canada entrait dans une période de changements qui allaient influencer grandement les modalités d'exercice de la médecine de tous les médecins, y compris les praticiens généraux. En 1957, le gouvernement fédéral, sur les traces du gouvernement de la Saskatchewan dix ans plus tôt, adopta la Loi sur l'assurance-hospitalisation et les services diagnostiques. Avec cette législation, le gouvernement canadien acceptait de partager avec les provinces les coûts des soins intrahospitaliers et des techniques diagnostiques. Cette loi était un précurseur de l'assurance-maladie, laquelle allait éventuellement couvrir les honoraires de chacune des visites chez le médecin.

La médecine a connu d'autres événements marquants en 1957. On assistait au début des tests du vaccin Sabin par voie orale contre la polio, même si son utilisation n'a été approuvée qu'en 1963. L'*American Medical Association* (AMA) a franchi l'étape importante de reconnaître l'alcoolisme comme une maladie. Jusque là, les alcooliques étaient souvent mis de côté par la profession médicale, et l'Amérique du Nord comptait très peu de centres de traitement pour alcooliques. Le Dr Gordon Bell, médecin de famille en Ontario et l'un des pionniers mondiaux du traitement de cette toxicomanie, a été le fondateur du fameux *Downwood Institute* à Toronto. Il disait qu'il était souvent ostracisé par ses pairs

College—Dr. Robert Thirsk and then Dr. Dave Williams—performed medical experiments aboard NASA shuttle missions.

At the end of the College's first five years, the President was Dr. Maurice Hobbs of Millbrook, Ontario. Medicare loomed on the horizon, and Dr. Hobbs was prepared with his opinions as to how family doctors should react. He believed that medical decisions must be left up to physicians and they must be adequately compensated for their services. He was adamant that doctors should never become state employees. The question of the degree to which the state should dictate how physicians practise would soon be on the front burner.

Dr. Robert Brent Thirsk from New Westminster, BC (STS-78: June 20–July 7, 1996), and Dr. Dafydd (Dave) Rhys Williams from Saskatoon, SK (STS-90: April 17–May 3, 1998), become Canada's first family physicians to conduct medical experiments in space as part of the NASA Space Shuttle Program. Both astronauts carry special College Coats of Arms aboard Columbia for later display in the National Office.

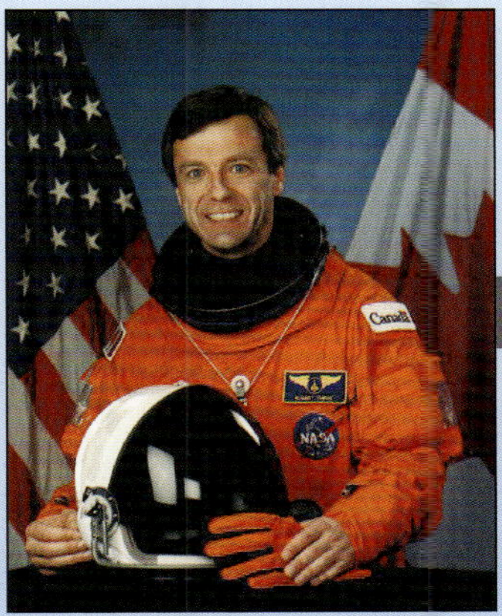

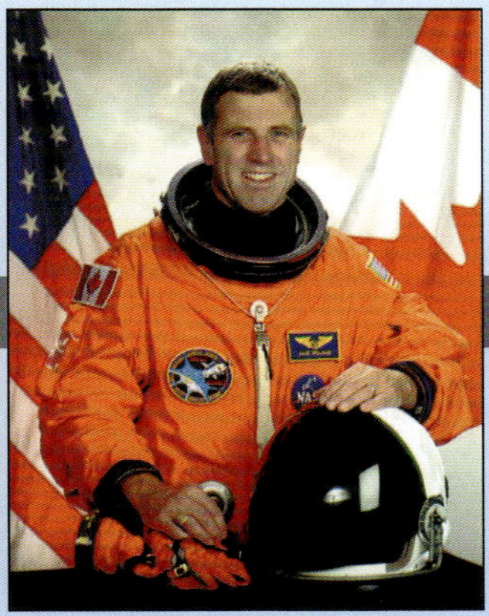

Le Dr Robert Brent Thirsk de New Westminster, BC (STS-78: 20 juin 1996), et le Dr Dafydd (Dave) Rhys Williams de Saskatoon, SK (STS-90: 17 avril 1998), deviennent les premiers médecins de famille canadiens à mener des expériences médicales dans l'espace dans le cadre du programme de la Mission Spacelab de la NASA. Les deux astronautes ont apporté avec eux, à bord de la navette Columbia, *une version spéciale des Armoiries du Collège qui ont été exposées ultérieurement au siège social du Collège.*

dans les années 1940 et 1950; on lui reprochait de perdre son temps à traiter des « ivrognes ».

En dehors de la médecine, il y eut également un autre événement scientifique qui a secoué la Terre : Spoutnik! C'était le début de l'exploration spatiale et de toutes les ramifications qu'elle a entraînées, y compris de nombreuses expériences médicales qui ont généré de nouvelles interventions diagnostiques et thérapeutiques. Quarante ans plus tard, deux membres du Collège—le Dr Robert Thirsk et par la suite le Dr Dave Williams—ont effectué des expériences médicales à bord de la navette spatiale dans le cadre des missions de la NASA.

Au terme des cinq premières années du Collège, le président était le Dr Maurice Hobbs de Millbrook, Ontario. L'assurance-maladie se dessinait à l'horizon et le Dr Hobbs avait déjà des idées bien arrêtées sur la façon dont les médecins de famille devraient réagir. Il était d'avis que les décisions médicales doivent demeurer l'apanage exclusif des médecins et que ceux-ci doivent être rémunérés adéquatement pour leurs services. Il maintenait catégoriquement que les médecins ne devraient jamais devenir des employés de l'État. La question du degré d'intervention de l'État pour dicter la conduite de la pratique médicale allait bientôt se retrouver dans le feu de l'action.

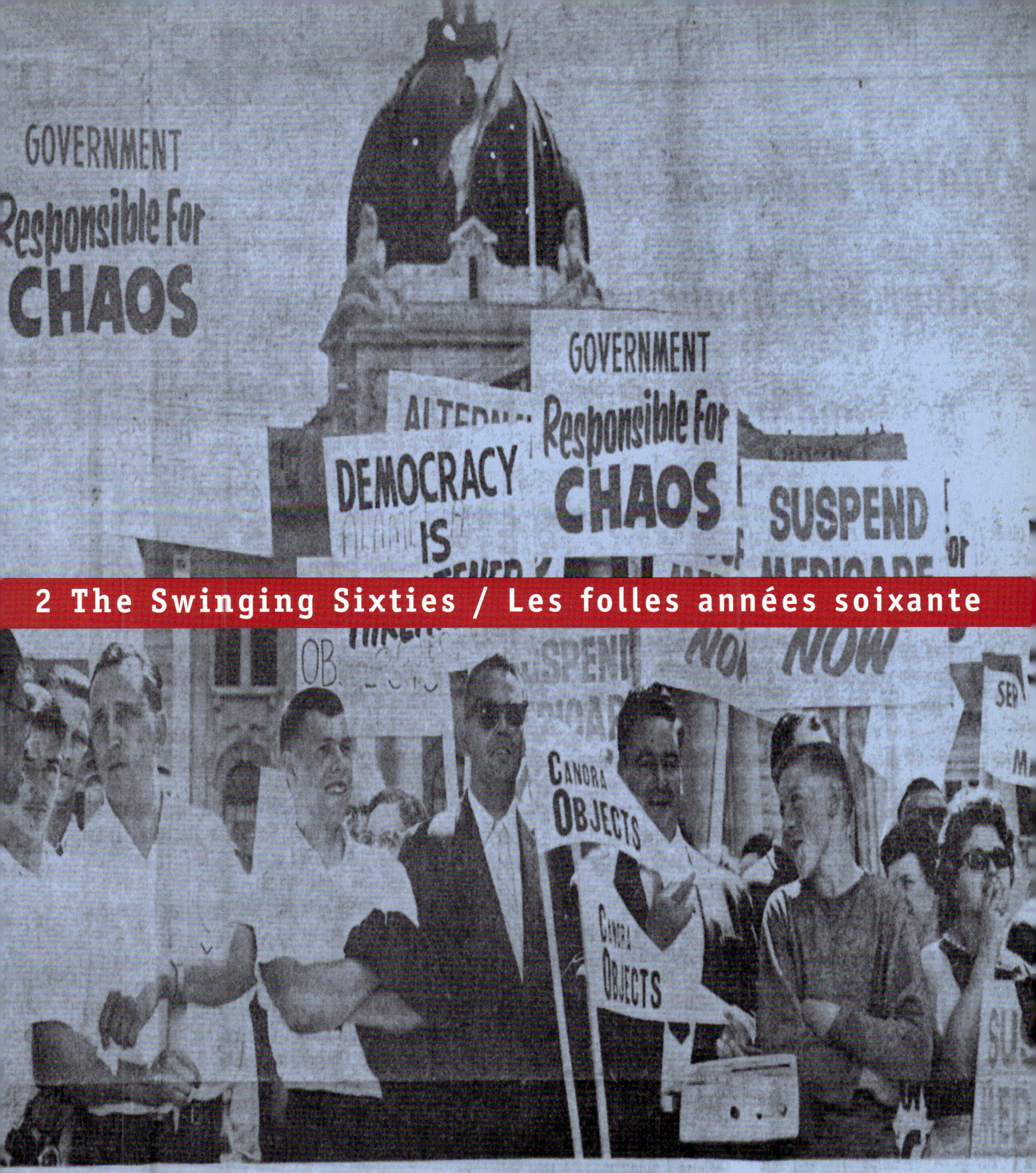

2 The Swinging Sixties / Les folles années soixante

In the 1962 Saskatchewan medicare crisis, Keep our Doctors marchers picketed the legislature

IN 1960, THE MONTREAL CANADIENS defeated the Toronto Maple Leafs to win a fifth straight Stanley Cup, and John Diefenbaker, a Prairies lawyer, was Canada's Prime Minister—the last Westerner to lead a Canadian government for more than just a few months. In the US, the election victory of John Kennedy in November 1960 would help energize Americans—and indeed Canadians as well—to reach for the moon. The outgoing College president, Dr. Maurice Hobbs, was also working to energize his constituents. In his retiring address, he turned his attention to economics and specialists, observing that "it is neither good medicine nor sound economics to invest in highly specialized treatment for 85 percent of ailments which require the generalized knowledge of a family physician." He was very concerned that too many patients were being seen by specialists needlessly, particularly in hospital settings. He felt it should be up to the family physician to determine if and when patients should be referred to a specialist for consultation.

Dr. Hobbs was succeeded as College president by Dr. F. Murray Fraser of Halifax, who was most concerned about the erosion of the status of general practitioners in Canadian hospitals. In his view, a problem was "the need to improve their education systematically. . . . That would enhance their image and eventually get them back into hospitals." Dr. Fraser's concerns were confirmed by the Clute

Dr. and Mrs. W. Victor Johnston (far right) celebrate the success of the College as it approaches its 10th anniversary. Drs. Joan and Stan Bain (far left) will both contribute significantly to the organization.

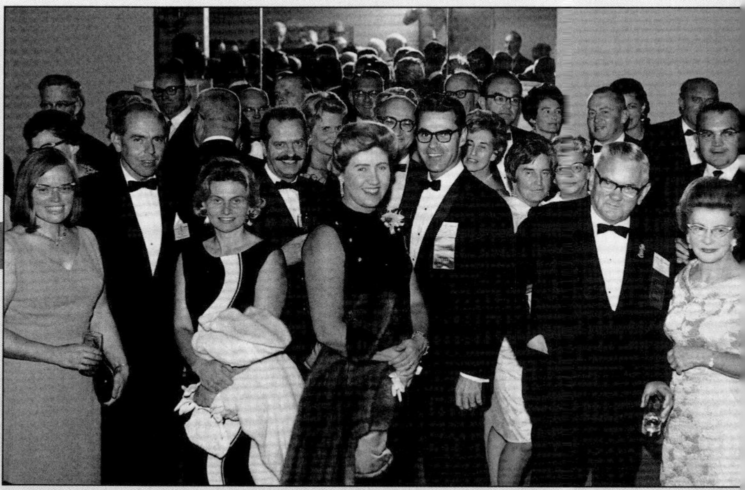

Le Dr W. Victor Johnston (extrême droite) et son épouse célèbrent les succès du Collège à l'approche de son 10e anniversaire. Les Drs Joan et Stan Bain (extrême gauche) apporteront une contribution importante à l'organisation.

The Swinging Sixties

EN 1960, LES CANADIENS DE MONTRÉAL ont défait les Maple Leafs de Toronto pour gagner d'affilée une cinquième coupe Stanley, et John Diefenbaker, un avocat de la région des Prairies, était alors premier ministre du Canada—le dernier habitant de l'Ouest à diriger le gouvernement du Canada pendant plus de quelques mois. Aux États-Unis, l'élection victorieuse de John Kennedy en novembre 1960 allait stimuler les Américains—ainsi que les Canadiens —à se rendre sur la Lune. Au Collège, le président sortant, le Dr Maurice Hobbs, travaillait également à stimuler ses troupes. Dans son discours de départ, il a insisté sur les enjeux économiques et sur les spécialistes, observant que « ce n'est pas de la bonne médecine ni de la saine économie que d'investir dans des traitements hautement spécialisés pour 85 pour cent des affections qui nécessitent les connaissances générales d'un médecin de famille. » Il était très préoccupé par le fait que de trop nombreux patients étaient inutilement vus par des spécialistes, particulièrement dans les hôpitaux. Il était d'avis qu'il incombait au médecin de famille de déterminer si et quand les patients devraient être référés à un spécialiste pour consultation.

Le successeur du Dr Hobbs à la présidence du Collège fut le Dr Murray Fraser de Halifax dont la préoccupation principale était l'érosion du statut des praticiens généraux dans les hôpitaux canadiens. L'un des problèmes, à son avis, était « la nécessité d'améliorer systématiquement leur formation... ce qui améliorerait leur image et, éventuellement, les inciterait à revenir dans les hôpitaux. » Les inquiétudes du Dr Fraser furent confirmées par le rapport Clute, un sondage exhaustif

Report, an exhaustive survey of general practice carried out in Ontario and Nova Scotia in the early 1960s. Dr. Fraser was also worried about the decrease in membership in the College the previous year, and set about to increase it by 25 percent. So, the tone had been set for the 1960s—it made good economic and medical sense for family doctors to treat patients first; it was essential for family physicians to have hospital status, but they had to upgrade their education to achieve that goal; and the College had to recruit more members to enable it to achieve its objectives. However, the ultimate goal was to make family medicine residency training programs a part of Canadian medical schools' curricula.

At its 1960 annual meeting in Toronto, the College announced that 33 Canadian hospitals had decided to offer residency programs in general practice. This was important as a first step towards establishing family medicine as an accepted discipline to be pursued by medical students, which finally happened in 1966 with the introduction of postgraduate medical programs in family medicine at three Canadian universities—Western Ontario, Calgary, and McMaster. The College also announced the development of a library of medical tapes to help provide practising family doctors with continuing education programs, and several research projects that would define the College's serious focus on research.

Mrs. Molly Webb serves as Executive Secretary for 31 years from 1954 until her retirement in 1985, and is awarded Honorary Membership in 1979. Molly is seen working with Dr. Garth R. Diehl, Dr. Robert A. Stanley, and Dr. M. Morrison.

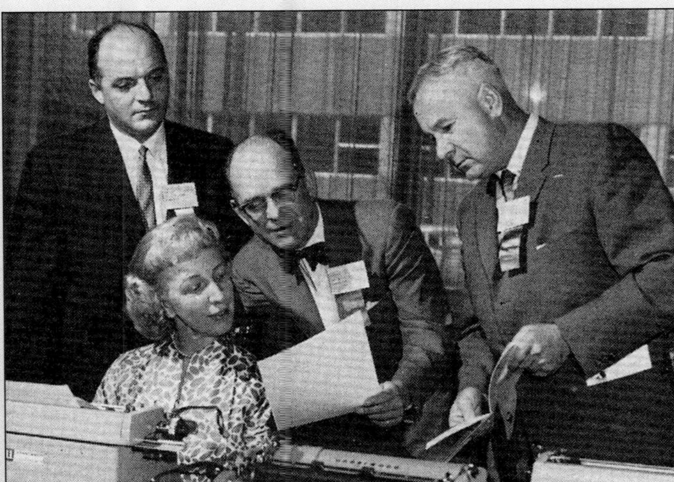

Mme Molly Webb a agi comme secrétaire de direction pendant 31 ans, soit de 1954 jusqu'à sa retraite en 1985; elle est devenue membre honoraire en 1979. On voit ici Molly au travail avec les Drs Garth R. Diehl, Robert A. Stanley et M. Morrison.

sur la pratique générale mené en Ontario et en Nouvelle-Écosse au début des années 1960. Le Dr Fraser était également préoccupé par la diminution du nombre des adhérents au Collège observée l'année précédente; il se fixa comme objectif une augmentation de 25 pour cent. La table était donc mise pour les années 1960—il semblait bien raisonnable des points de vue économique et médical que les médecins de famille soient les premiers à traiter les patients. Il était essentiel pour les médecins de famille d'avoir un statut hospitalier, mais, pour réaliser cet objectif, ils devaient améliorer leur éducation. Et le Collège se devait de recruter un plus grand nombre de membres pour être en mesure de réaliser ses objectifs. Toutefois, le but ultime était de faire en sorte que les programmes de résidence en médecine familiale fassent partie du curriculum médical des facultés de médecine canadiennes.

À son assemblée annuelle de 1960 à Toronto, le Collège annonçait que 33 hôpitaux canadiens avaient décidé d'offrir des programmes de résidence en pratique générale. Ceci constituait une première étape importante vers l'établissement de la médecine familiale comme discipline acceptée, avec un programme d'études que devraient poursuivre les étudiants en médecine, ce qui est finalement survenu en 1966 avec l'introduction de programmes médicaux postdoctoraux en médecine familiale dans trois universités canadiennes—Western Ontario, Calgary et McMaster. Le Collège annonça également la mise sur pied d'une bibliothèque de cassettes médicales pour offrir aux médecins de famille

In 1960, a medical event occurred that would have a profound and lasting effect on health care and the fabric of our society. The first commercial oral contraceptive, Enovid, was approved by the FDA in the USA. Enovid had first been marketed in 1958 for the treatment of menstrual irregularities. It would take a few years before the drug was widely prescribed (in Canada contraception was actually not even legalized until 1969). It heralded the beginning of the sexual revolution and all of its consequences, including a new approach to family planning (which often involved increased counselling and joint decision-making between patient and family doctor), growing problems with sexually transmitted diseases, and a host of political, moral, and religious challenges.

A major medical advance in the mid-1960s was the introduction of arthroscopic knee surgery, initially conceived in Japan but brought to the world by a Canadian orthopedic surgeon, Dr. Robert W. Jackson.

praticiens des programmes d'éducation continue, et plusieurs projets de recherche qui définiraient l'implication importante du Collège dans la recherche.

En 1960, il s'est produit un événement médical qui allait avoir un effet profond et durable sur les soins de santé et la structure de notre société. Le premier contraceptif oral disponible dans le commerce, Enovid, fut homologué par la FDA des États-Unis. Enovid avait d'abord été commercialisé en 1958 pour le traitement des irrégularités menstruelles. Il s'écoulera quelques années avant de voir le médicament prescrit à grande échelle (au Canada, la contraception ne sera pas légalisée officiellement avant 1969). Ce médicament annonçait le début de la révolution sexuelle et de toutes ses conséquences, y compris une nouvelle approche à la planification familiale (laquelle impliquait souvent davantage de counselling et un processus décisionnel conjoint entre le patient et le médecin de famille), des problèmes croissants d'infections transmissibles sexuellement, ainsi que toute une série de défis politiques, moraux et religieux.

Au milieu des années 1960, l'un des progrès médicaux

In January 1962, the College transforms its fledgling Bulletin into the Journal of the College of General Practice of Canada. Dr. Johnston challenges his readers: "Have you something to say about the practice of medicine? Then let's have it."

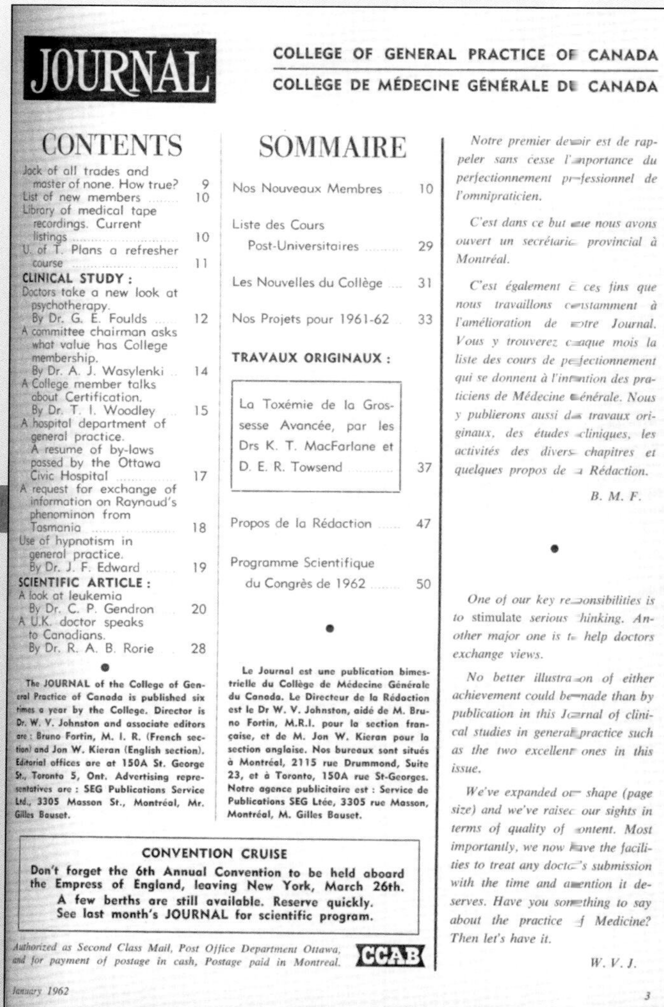

JOURNAL

COLLEGE OF GENERAL PRACTICE OF CANADA
COLLÈGE DE MÉDECINE GÉNÉRALE DU CANADA

CONTENTS

Jack of all trades and master of none. How true?	9
List of new members	10
Library of medical tape recordings. Current listings	10
U. of T. Plans a refresher course	11
CLINICAL STUDY :	
Doctors take a new look at psychotherapy. By Dr. G. E. Foulds	12
A committee chairman asks what value has College membership. By Dr. A. J. Wasylenki	14
A College member talks about Certification. By Dr. T. I. Woodley	15
A hospital department of general practice. A resume of by-laws passed by the Ottawa Civic Hospital	17
A request for exchange of information on Raynaud's phenominon from Tasmania	18
Use of hypnotism in general practice. By Dr. J. F. Edward	19
SCIENTIFIC ARTICLE :	
A look at leukemia By Dr. C. P. Gendron	20
A U.K. doctor speaks to Canadians. By Dr. R. A. B. Rorie	28

The JOURNAL of the College of General Practice of Canada is published six times a year by the College. Director is Dr. W. V. Johnston and associate editors are : Bruno Fortin, M. I. R. (French section) and Jon W. Kieran (English section). Editorial offices are at 150A St. George St., Toronto 5, Ont. Advertising representatives are : SEG Publications Service Ltd., 3305 Masson St., Montréal, Mr. Gilles Bauset.

SOMMAIRE

Nos Nouveaux Membres	10
Liste des Cours Post-Universitaires	29
Les Nouvelles du Collège	31
Nos Projets pour 1961-62	33
TRAVAUX ORIGINAUX :	
La Toxémie de la Grossesse Avancée, par les Drs K. T. MacFarlane et D. E. R. Towsend	37
Propos de la Rédaction	47
Programme Scientifique du Congrès de 1962	50

Le Journal est une publication bimestrielle du Collège de Médecine Générale du Canada. Le Directeur de la Rédaction est le Dr W. V. Johnston, aidé de M. Bruno Fortin, M.R.I. pour la section française, et de M. Jon W. Kieran pour la section anglaise. Nos bureaux sont situés à Montréal, 2115 rue Drummond, Suite 23, et à Toronto, 150A rue St-Georges. Notre agence publicitaire est : Service de Publications SEG Ltée, 3305 rue Masson, Montréal, M. Gilles Bauset.

Notre premier devoir est de rappeler sans cesse l'importance du perfectionnement professionnel de l'omnipraticien.

C'est dans ce but que nous avons ouvert un secrétariat provincial à Montréal.

C'est également à ces fins que nous travaillons constamment à l'amélioration de notre Journal. Vous y trouverez chaque mois la liste des cours de perfectionnement qui se donnent à l'intention des praticiens de Médecine Générale. Nous y publierons aussi des travaux originaux, des études cliniques, les activités des divers chapitres et quelques propos de la Rédaction.

B. M. F.

One of our key responsibilities is to stimulate serious thinking. Another major one is to help doctors exchange views.

No better illustration of either achievement could be made than by publication in this Journal of clinical studies in general practice such as the two excellent ones in this issue.

We've expanded our shape (page size) and we've raised our sights in terms of quality of content. Most importantly, we now have the facilities to treat any doctor's submission with the time and attention it deserves. Have you something to say about the practice of Medicine? Then let's have it.

W. V. J.

CONVENTION CRUISE

Don't forget the 6th Annual Convention to be held aboard the Empress of England, leaving New York, March 26th. A few berths are still available. Reserve quickly. See last month's JOURNAL for scientific program.

Authorized as Second Class Mail, Post Office Department Ottawa, and for payment of postage in cash, Postage paid in Montreal. CCAB

January 1962 3

En janvier 1962, le Collège transforme son jeune Bulletin *en* Journal du Collège de médecine générale du Canada. *Le Dr Johnston provoque ses lecteurs : « Avez-vous une opinion sur l'exercice de la médecine ? Alors, faites-vous entendre ! »*

Aside from receiving the Order of Canada in 1998, Dr. Jackson was the only physician recognized by *Sports Illustrated* magazine as one of the 40 people to have made a significant impact on sports in the last half of the 20th century.

By the time Dr. Tim McCoy from Vancouver assumed the presidency of the College in 1961, provincial chapters of the College had become firmly established, and stronger links had been developed with its American counterparts. Dr. McCoy also visited Australia, New Zealand, and the USSR during his term of office. The College was spreading its wings and establishing relationships around the globe, although, as Dr. Johnston noted in 1961, important research and increased membership would be necessary if the College were to achieve its goals. He could have added that a strong College voice was required to meet the new challenges of medicare. In 1962, Saskatchewan became the first province to provide insurance to cover all doctor's visits and services outside the hospital—15 years after it had become the first province to cover in-hospital costs. Although the College refrained from becoming involved in fee-setting negotiations with the provinces, and still leaves this task to the provincial divisions of the Canadian Medical Association, since 1962, there have been many bitter disputes and labour actions by doctors, including family physicians.

Family doctors rely on annual scientific assemblies to learn the latest medical techniques, catch up on old friendships, and explore new drug therapies. The one aspect of continuing medical education that never seems to improve is the registration line!

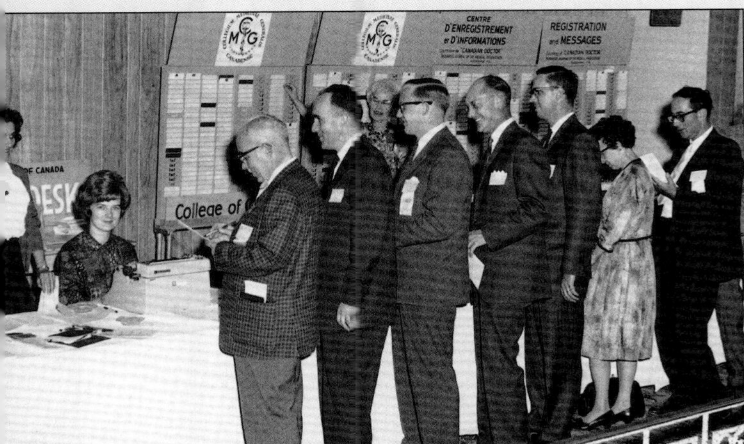

Les médecins de famille participent aux assemblées scientifiques annuelles pour connaître les plus récentes techniques médicales, renouer de vieilles amitiés et explorer les nouvelles thérapies médicamenteuses. L'un des aspects de l'éducation médicale continue qui ne semble jamais s'améliorer est la file d'attente pour l'inscription !

importants fut l'introduction de la chirurgie du genou sous arthroscopie, initialement conçue au Japon mais diffusée à travers le monde par un orthopédiste canadien, le Dr Robert W. Jackson. En plus de recevoir la médaille de l'Ordre du Canada en 1998, le Dr Jackson fut le seul médecin reconnu par le magazine *Sports Illustrated* comme l'un des 40 individus ayant eu un impact significatif sur la pratique des sports au cours de la deuxième moitié du 20e siècle.

Au moment de l'accession du Dr Tim McCoy de Vancouver à la présidence du Collège en 1961, les sections provinciales du Collège étaient déjà bien établies et nous avions développé des liens solides avec nos homologues américains. Le Dr McCoy visita également l'Australie, la Nouvelle-Zélande et l'URSS au cours de son mandat. Le Collège prenait plus de place et établissait des relations autour du monde bien que, comme le notait le Dr Johnston en 1961, le Collège devait s'impliquer dans d'importantes recherches et accroître le nombre de ses membres s'il voulait atteindre ses objectifs. Il aurait pu ajouter qu'il était devenu nécessaire pour le Collège d'être une voix forte afin de répondre aux nouveaux défis de l'assurance-maladie. En 1962, la Saskatchewan devint la première province à offrir une assurance qui couvrait toutes les visites chez le médecin et tous les services médicaux extrahospitaliers—15 ans après être devenue la première province à couvrir les coûts intrahospitaliers. Malgré l'abstention du Collège à s'impliquer dans les négociations tarifaires avec les provinces, et bien qu'il laisse encore cette tâche aux divisions provinciales de l'Association médicale canadienne, on constate que, depuis 1962, il y a eu de nombreux conflits de travail et

There was another major medical milestone in 1962—the Nobel Prize in Medicine went to Drs. Crick, Watson, and Wilkins for their "discoveries in molecular structures of nuclear acids and for its significance for information transfer in living material." It would be many years before the world at large fully understood the significance of their work on DNA and RNA. For some, this didn't hit home until the O.J. Simpson trial of 1995.

In 1964, as the College's first decade was drawing to an end, Dr. Donald I. Rice, a Nova Scotia family doctor, was chosen to replace Dr. Victor Johnston as CFPC's executive director. Dr. Johnston officially stepped down in September 1965, two years past the normal age of retirement and already the survivor of one heart attack. Dr. Johnston eventually moved back to Lucknow, Ontario, in 1974; he died there from a fourth heart attack in 1976.

In 1964, the US Surgeon General Luther Terry caused a sensation when he tabled a report stating that smoking could be hazardous to one's health, and strongly linked tobacco use to lung cancer. Forty years later the tobacco industry is still fighting to mitigate the damages they have incurred as a result of that and subsequent research findings. Many Canadian family physicians and specialists needed to

The Dial Access Telephone Tape Library in Saskatchewan has 385 pre-recorded messages, originally purchased from the University of Wisconsin. The Tape Library averages 8.7 calls per day, twice the proportionate number experienced in Wisconsin, 62 percent of which are from family physicians.

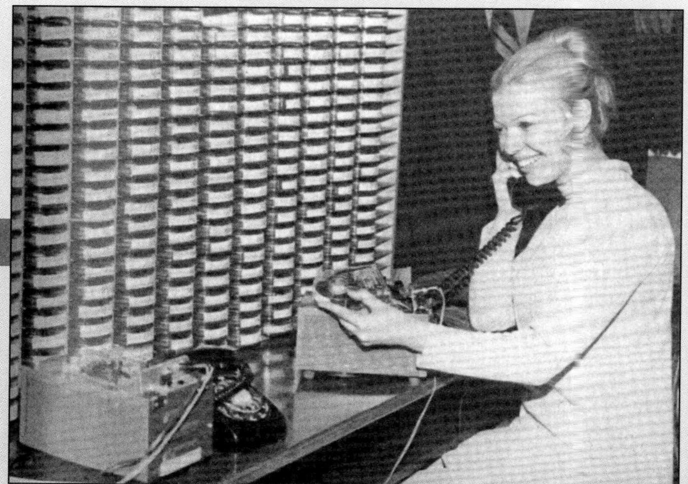

Le Dial Access Telephone Tape Library *en Saskatchewan contenait une banque de 385 messages préenregistrés; cette banque avait été acquise originellement de l'Université du Wisconsin. Cette bibliothèque reçoit en moyenne 8,7 appels par jour, soit deux fois le nombre proportionnel de messages reçus au Wisconsin, et 62 pour cent proviennent de médecins de famille.*

des grèves entreprises par les médecins, y compris les médecins de famille.

L'année 1962 a connu un autre événement important dans le domaine de la médecine—le prix Nobel de médecine a été décerné aux Drs Crick, Watson et Wilkins pour leurs « découvertes sur les structures moléculaires des acides nucléiques et leur importance significative pour le transfert de l'information dans la matière vivante. » Il faudra attendre de nombreuses années avant que l'ensemble de la population comprenne l'importance de leurs travaux sur l'ADN et l'ARN. Pour certains, il a même fallu attendre le procès de O. J. Simpson en 1995.

En 1964, alors que la première décennie du Collège tirait à sa fin, le Dr Donald I. Rice, un médecin de famille de la Nouvelle-Écosse, a été choisi pour succéder au Dr Victor Johnston comme directeur général du CMFC. Le Dr Johnston s'est officiellement retiré en septembre 1965, deux ans après avoir dépassé l'âge normal de la retraite et après avoir survécu à une crise cardiaque. Éventuellement, le Dr Johnston déménagea à Lucknow, Ontario en 1974; il y mourut des complications d'une quatrième crise cardiaque en 1976.

En 1964, le *US Surgeon General* Luther Terry a fait sensation lorsqu'il présenta un rapport déclarant que le tabagisme comportait des risques pour la santé et qu'il existait une forte association entre l'utilisation du tabac et le cancer du poumon. Quarante ans plus tard, l'industrie du tabac continue de se battre pour atténuer les dommages qu'ils ont

spend increased time counselling patients to give up smoking, not to mention trying to quit themselves. Dr. Gordon Bell said that he understood his patients' withdrawal troubles much better after having attempted to give up smoking himself.

Also in 1964, the Nobel Prize in Medicine was awarded to two doctors "for discoveries regarding the mechanism and regulation of cholesterol and fatty acid metabolism." Together with the tobacco revelations, this was all the more reason for Canada's family physicians to continually educate themselves to keep abreast of the latest health issues and research.

Dr. Rice assumed his responsibilities as executive director of the College with the determination to convince Canada's medical schools to develop family

Dr. Donald Ingram Rice of Halifax, NS, becomes the College's second Executive Director in 1965 with the mandate to see family medicine recognized as an academic discipline, to create a new certification program, and to relocate the organization to larger quarters.

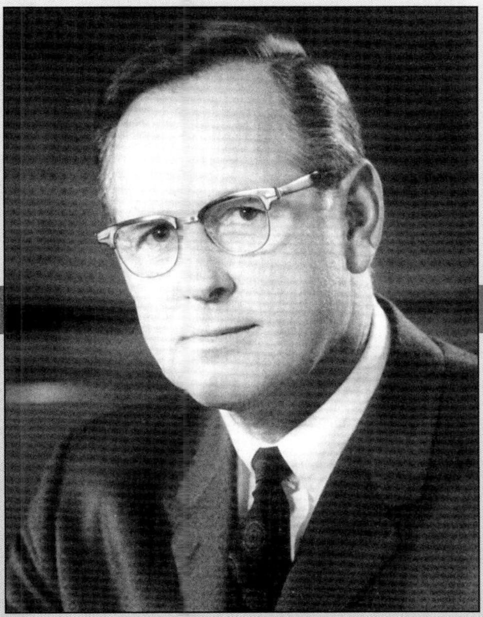

Le Dr Donald Ingram Rice de Halifax, NS, devient le deuxième directeur général du Collège en 1965, avec le mandat de voir la médecine familiale reconnue comme discipline universitaire, de créer un nouveau programme de certification et de reloger l'organisation dans des locaux plus vastes.

Dr. Frank Burton, Dr. Bruce Halliday, Dr. John Theoret, and Dr. Jack Leitch attend a 1966 presentation on the legal implications of the doctor-patient relationship as a "two-way street" in London, ON.

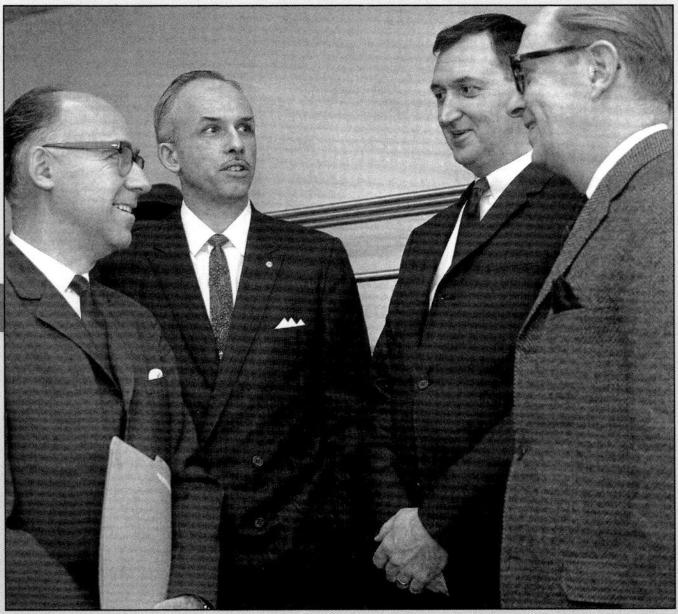

En 1966, les Drs Frank Burton, Bruce Halliday, John Theoret et Jack Leitch assistent, à London, ON, à une présentation sur les implications légales de la relation médecin-patient comme « voie bidirectionnelle ».

subis suite à ce rapport et aux résultats des recherches subséquentes. De nombreux médecins de famille et spécialistes canadiens ont dû consacrer davantage de temps pour conseiller à leurs patients d'abandonner l'usage du tabac, sans compter leurs propres tentatives personnelles pour cesser de fumer. Le Dr Gordon Bell a dit qu'il comprenait beaucoup mieux les troubles de sevrage de ses patients après avoir lui-même tenté de cesser de fumer.

Également en 1964, le prix Nobel de médecine fut décerné à deux médecins « pour des découvertes concernant le mécanisme et la régulation du cholestérol et du métabolisme des acides gras. » Avec les révélations sur le tabac, ceci devenait une raison supplémentaire pour les médecins de famille du Canada de poursuivre leur éducation personnelle

medicine departments, and to press ahead with the Certification program. Early on, he also had to deal with the need for the College and its growing staff to relocate to larger quarters. Despite the decision by the CMA to move from Toronto to Ottawa, the College decided to stay in Toronto, and moved in 1967 to suburban Don Mills. Also in 1967, its name was officially changed to the College of Family Physicians of Canada (CFPC).

Dr. Rice was convinced that only the College could meet the needs of Canada's family doctors. However, at a symposium in the fall of 1965 sponsored by the Royal College of Physicians and Surgeons, a position paper which was put forward and endorsed by the specialists could have meant the end of general practice in the country. The paper recommended that internists and pediatricians should assume the role of family doctors in the community. Dr. Rice aggressively defended his constituents at the symposium, and believed afterwards that his defence of family physicians probably led to experimental programs for training in family medicine in Canadian medical schools—even though most specialists and even some practising family physicians remained skeptical of the College's worth at that time.

There were other important issues to occupy

Forty women attend the first Papanicolaou testing "Pap smear" clinic held at the St. Joseph's Hospital in London, ON, in 1968. Dr. J. P. Newell, Dr. J. F. Sangster, and Dr. Gabriel Lamoire, all family physicians, consult over patients' charts.

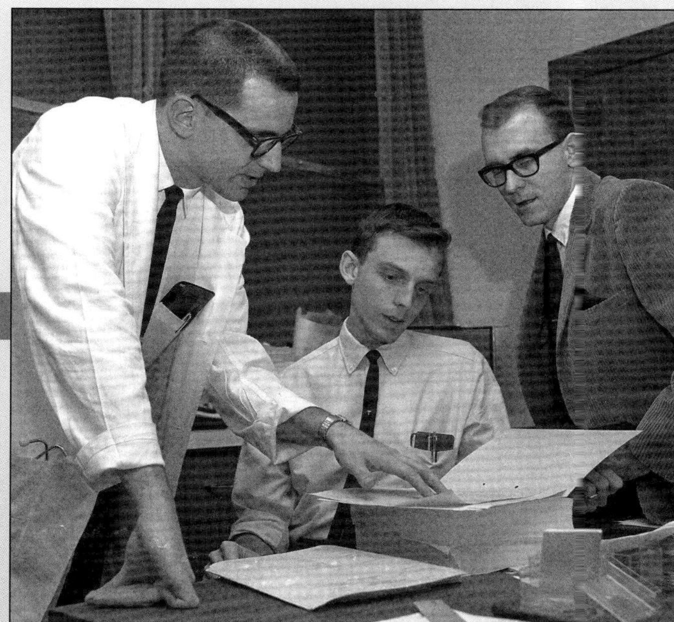

Quarante femmes participent à la première clinique du « test de Papanicolaou » tenue au St. Joseph's Hospital à London, ON, en 1968. Les Drs J. P. Newell, J. F. Sangster, et Gabriel Lamoire, tous médecins de famille, consultent les dossiers des patientes.

sur une base continue afin d'être à l'affût des plus récentes recherches et questions touchant la santé.

Dr Rice assuma ses responsabilités comme directeur général du Collège avec la détermination de convaincre les facultés de médecine canadiennes de mettre sur pied des départements de médecine familiale et d'accélérer le programme de Certification. Dès les débuts, il a été pressé de trouver une solution pour répondre aux besoins du Collège et de son personnel croissant : tout déménager dans des locaux plus spacieux. Malgré la décision de l'AMC de déménager de Toronto à Ottawa, le Collège décida de demeurer à Toronto; le grand déménagement eut lieu en 1967 vers la banlieue de Don Mills. C'est également en 1967 que le Collège changea de nom pour devenir « Le Collège des médecins de famille du Canada » (CMFC).

Le Dr Rice était convaincu que seul le Collège pouvait répondre aux besoins des médecins de famille canadiens. Toutefois, lors d'un symposium tenu à l'automne 1965, parrainé par le Collège royal des médecins et chirurgiens, un document de prise de position mis de l'avant et endossé par les spécialistes aurait pu signifier la fin de la pratique générale au pays. Le document recommandait que les internistes et les pédiatres devraient assumer le rôle de médecins de famille dans la collectivité. Lors de ce symposium, le Dr Rice défendit farouchement ses membres à son avis, c'est probablement cette défense des médecins de famille qui a conduit à la mise sur pied de programmes

Dr. Rice early in his mandate. Of particular concern was the drop in the number of Quebec members, largely because many francophone family physicians saw the College as an anglophone organization. Dr. Rice worked hard to convince francophone family physicians that there was a "place for an educational body representing the province's family physicians" in Quebec. He also took French lessons himself in order to communicate better with his Quebec colleagues and, eventually, Quebec membership again rose during his stewardship, including both anglophone and francophone members. Today, the College has moved progressively towards its commitment to be a bilingual organization. Dr. Dominique Tessier of Montreal, who was national President (2001-2002), believes strongly in the value of the College for Quebeckers, despite her earlier reservations.

"Today, my vision has evolved," Dr. Tessier states. "I closely follow the changes that happen, especially at the national level, and I feel our organization is today truly bilingual. My affirmation is based on research and scrutiny of the many departments and services offered by the CFPC. After serving the College on the provincial and national levels, including as chair of the Official Languages Committee and as both provincial and national president, I felt like my "relatives" made a true effort to include my needs in their work. And I am very proud to belong to it."

By the late 1960s family medicine was finally being accepted as an academic discipline. Dr. Ian McWhinney had been recruited from England to join the faculty at the University of Western Ontario, and in 1968 he became the first professor of family medicine in Canada (and only the second in North America). As he developed his department, he became a national and world leader in academic family medicine. Today, all seventeen medical schools in Canada have departments of Family Medicine, and, in fact,

expérimentaux en médecine familiale dans des facultés de médecine canadiennes—bien que la plupart des spécialistes, et même certains médecins de famille canadiens, soient demeurés sceptiques face à la valeur du Collège à cette époque.

D'autres questions importantes ont tôt fait de mobiliser le Dr Rice au cours de son mandat. L'une des questions particulièrement préoccupantes était le taux d'attrition élevé chez les membres québécois, en grande partie parce que de nombreux médecins de famille francophones considéraient le Collège comme une organisation anglophone. Le Dr Rice s'est efforcé de convaincre les médecins de famille francophones qu'il y avait « une place au Québec pour un organisme éducatif représentant les médecins de famille. » Il entreprend lui-même des leçons de français afin de mieux communiquer avec ses collègues du Québec; sous sa gouverne, le nombre d'adhérents québécois a augmenté, autant chez les francophones que chez les anglophones. Aujourd'hui, le Collège est devenu progressivement une organisation bilingue. La Dre Dominique Tessier, de Montréal, qui a été présidente nationale (2001-2002), est fermement convaincue de la valeur du Collège pour les Québécois, malgré ses réserves exprimées antérieurement.

« Aujourd'hui, ma vision a évolué », mentionne Dre Tessier. « Je surveille étroitement les changements qui surviennent, notamment au niveau national, et j'ai l'impression que notre organisation est devenue véritablement bilingue. Mon affirmation repose sur des recherches et sur un examen minutieux des nombreux programmes et services offerts par le CMFC. Après avoir servi le Collège aux niveaux provincial et national, notamment comme présidente du Comité des langues officielles et comme présidente provinciale et présidente nationale, j'ai eu l'impression que ma ' famille ' a fait un effort véritable pour que mes besoins fassent partie des travaux. Et je suis très fière de mon appartenance. »

Vers la fin des années 1960, la médecine familiale a finalement été acceptée comme discipline universitaire. Le Dr Ian McWhinney a été recruté en Angleterre pour joindre les rangs de l'Université de Western Ontario et, en 1968, il est devenu le premier professeur de médecine familiale au

over the past decade, 6 of the 17 medical schools (Laval, Manitoba, Western, Memorial, Northern Ontario, and Sherbrooke) have appointed family physicians as deans of Medicine.

Once residency programs were established, the College began to develop its plans for its Certification Examination in Family Medicine. A Committee on Assessment and Evaluation was struck to accredit programs, and the College's Board of Examiners was established to determine eligibility of candidates for the examinations. In 1969, the first Certification Examination was held in Hamilton for 13 candidates, including practising physicians and resident graduates. Today, well over 1,000 candidates take the exam each year in 14 sites across the country, and over 80 percent of the College's 17,000 members have achieved full Certification in Family Medicine.

In 1967, there was a further reminder of how rapidly the practice of medicine was changing. In South Africa, Dr. Christiaan Barnard performed the world's first human heart transplant operation. Although the patient lived only 19 days, Dr. Barnard was not discouraged. His second heart transplant patient a few months later, lived for over a year and a half before succumbing to infection caused by anti-rejection drugs that impaired his immune system. Although this advance was another example of the emergence of complex high tech surgery, it also reconfirmed the

Representing Canada at the Third International Conference on General Practice in New Delhi, India, in 1968 are: (seated at front) Dr. John J. Zack, Dr. Donald W. Rae, Dr. Fred B. Fallis, and Dr. Donald I. Rice.

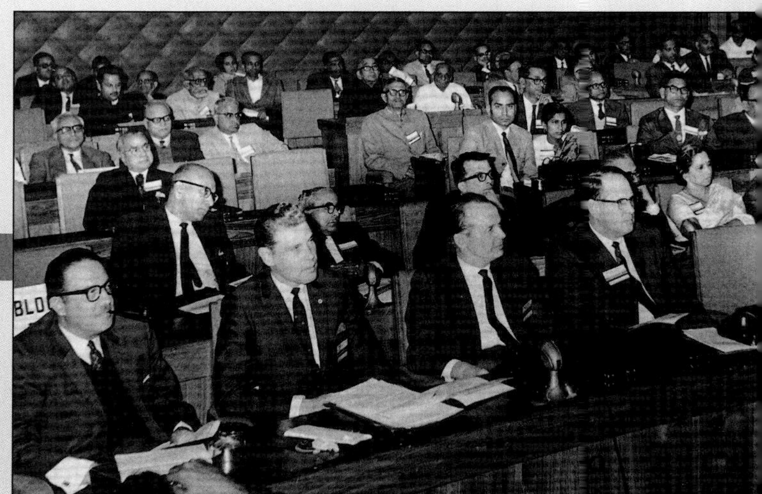

Les représentants du Canada à la Troisième conférence internationale sur la pratique générale à New Delhi, Inde, en 1968, sont : (première rangée) les Drs John J. Zack, Donald W. Rae, Fred B. Fallis, et Donald I. Rice.

Canada (et le deuxième en Amérique du Nord). Tout en développant son département, il est devenu un chef de file national et mondial dans le domaine de la médecine familiale universitaire. Aujourd'hui, la totalité des seize facultés de médecine au Canada ont un département de médecine familiale et, de fait, au cours de la dernière décennie, 6 des 17 facultés de médecine (Laval, Manitoba, Western, Memorial, Northern Ontario, et Sherbrooke) ont nommé des médecins de famille aux postes de doyens.

Après la mise sur pied des programmes de résidence, le Collège a commencé à élaborer les structures de son examen de Certification en médecine familiale. On a créé un Comité d'appréciation et d'évaluation, avec mandat d'approuver les programmes, et on a mis sur pied le Bureau des examinateurs avec mandat de déterminer l'admissibilité des candidats à l'examen. En 1969, 13 candidats (médecins praticiens et résidents) se sont présentés au premier examen de Certification. Aujourd'hui, plus de 1 000 candidats se présentent chaque année à l'examen qui se déroule dans 14 sites répartis dans l'ensemble du pays, et plus de 80 pour cent des 17 000 membres du Collège détiennent leur Certification en médecine familiale.

En 1967, un autre événement marquant vient nous rappeler l'évolution rapide de la pratique médicale. En Afrique du Sud, le Dr Christiaan Barnard réussit une première mondiale : la transplantation d'un cœur humain. Même si le patient n'a survécu que 19 jours, le Dr Barnard ne s'est pas découragé. Quelques mois plus tard, un deuxième patient subissait une transplantation cardiaque; celui-ci a survécu plus d'un an et

need for patients to maintain close links to their family doctors, who would identify and counsel those patients who might benefit from the new transplant procedures.

In 1968, Canada elected a new prime minister, Pierre Elliot Trudeau, who turned the legal and medical professions upside down. In 1969, his government passed legislation legalizing abortion and contraception, as well as changing laws to make divorce easier to obtain. Also that year, the first men walked on the moon, and *Marcus Welby M.D.* appeared on television, strongly boosting the image across North America of the wise and kindly family physician.

As the decade drew to a close, the new president of the College, Dr. John Zack from Vancouver, noted in his inaugural address that "never since the dawn of medicine have physicians had thrust upon them such change and so many perplexing problems as those facing the profession today [which] has to deal simultaneously with great scientific and technical advances as well as appreciating its responsibility in the proper concepts of family and community medicine."

Dr. Ian McWhinney spoke on postgraduate education for family medicine at the same meeting. "With the development of postgraduate training programs in family practice in the medical schools, and with examination leading to Certification in Family

In 1968, a joint CFPC-CMA delegation spends two weeks studying Soviet training methods and tours the Second Medical Institute near Moscow where these students are studying bacteriology.

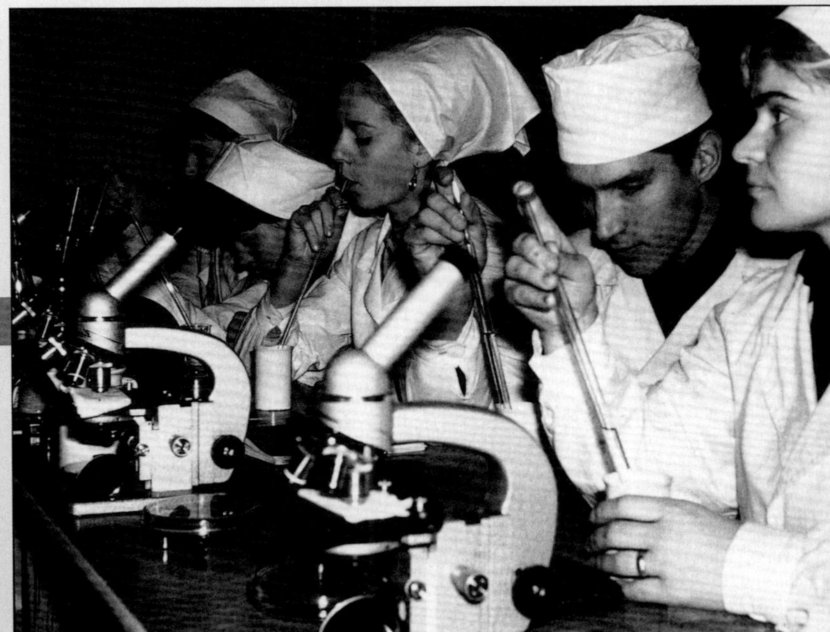

En 1968, une délégation conjointe CMFC-AMC consacre deux semaines à étudier les méthodes de formation soviétiques et visite le deuxième Institut médical près de Moscou où ces étudiants apprennent la bactériologie.

demi avant de succomber à une infection attribuable à des médicaments antirejet qui avaient altéré son système immunitaire. Même si ce progrès constituait un autre exemple de l'émergence de la chirurgie complexe à haute technologie, il confirmait à nouveau le besoin pour les patients de maintenir des liens étroits avec leurs médecins de famille qui seraient en mesure d'identifier et de conseiller les patients pouvant profiter de ces nouvelles interventions de transplantation.

En 1968, le Canada élisait un nouveau premier ministre, Pierre Elliot Trudeau, lequel chambarda les professions d'avocat et de médecin. En 1969, son gouvernement promulgua une loi qui légalisait l'avortement et la contraception, et qui modifiait également les lois de façon à faciliter l'obtention d'un divorce. C'est au cours de cette année-là également que les premiers hommes marchèrent sur la Lune et que *Marcus Welby M.D.* apparaissait à la télévision, renforçant partout en Amérique du Nord l'image du bon médecin de famille sage et bienveillant.

Vers la fin de la décennie, le nouveau président du Collège, le Dr John Zack, de Vancouver, fit remarquer dans son discours inaugural que « jamais, depuis les origines de la médecine, les médecins n'avaient subi autant de pression engendrée par les changements et les nombreux problèmes complexes auxquels la profession est aujourd'hui confrontée; la médecine doit simultanément tenir compte des énormes

Medicine . . . the time has surely come now for the universities and licensing bodies to say that nobody is ready for family practice unless he has been specially prepared for it."

With the Certification program in place, the College was now well prepared to tackle the future. But the goal identified by Dr. McWhinney was still far from being achieved.

When it is built in 1971, the Foothills Complex at the University of Calgary is the best medical education facility in the country. Dr. John Corley of the University of Calgary's Department of Family Medicine coordinates the first Certification Examinations offered in 1969.

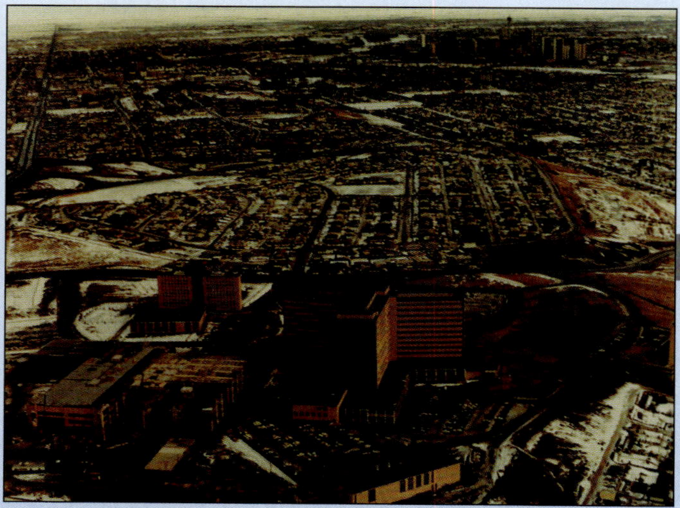

Au moment de sa contruction en 1971, le complexe Foothills de l'Université de Calgary est le meilleur établissement d'éducation médicale au pays. Le Dr John Corley du Département de médecine familiale de l'Université de Calgary coordonne le premier examen de certification qui a été offert en 1969.

progrès scientifiques et techniques tout en reconnaissant sa responsabilité dans les concepts appropriés de la médecine familiale et communautaire. »

Lors de la même rencontre, le Dr Ian McWhinney discuta de l'éducation postdoctorale appliquée à la médecine familiale. « Avec le développement dans les facultés de médecine des programmes de formation postdoctorale en médecine familiale et avec un examen qui conduit à la Certification

The Trudeau government legalizes the promotion of contraceptive products in 1969 and family physicians begin to see advertisements like this one for Ortho Pharmaceutical's Ortho-Novum tablets every month in Canadian Family Physician.

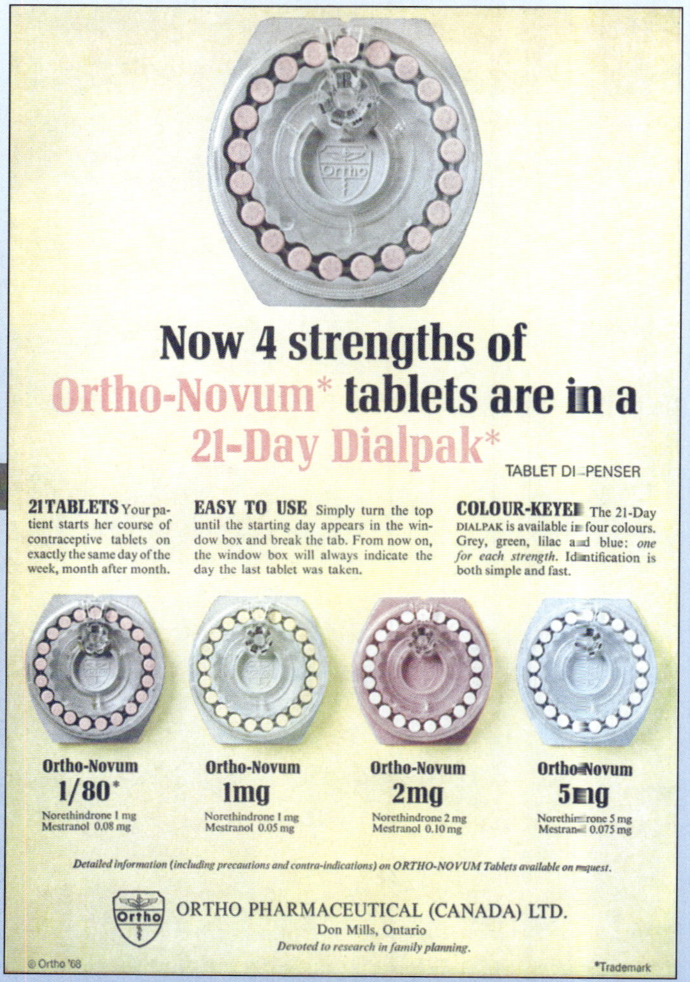

En 1969, le gouvernement Trudeau légalise la promotion des produits contraceptifs et les médecins de famille commencent à voir apparaître chaque mois dans le Médecin de famille canadien *des annonces publicitaires comme celle-ci pour promouvoir les comprimés Ortho-Novum du fabricant Ortho Pharmaceutical.*

This single page in the College's guest register from September 1968 to August 1969 shows the names of visitors from Jamaica, Australia, England, the United States, the Union of Soviet Socialist Republics, and New Zealand.

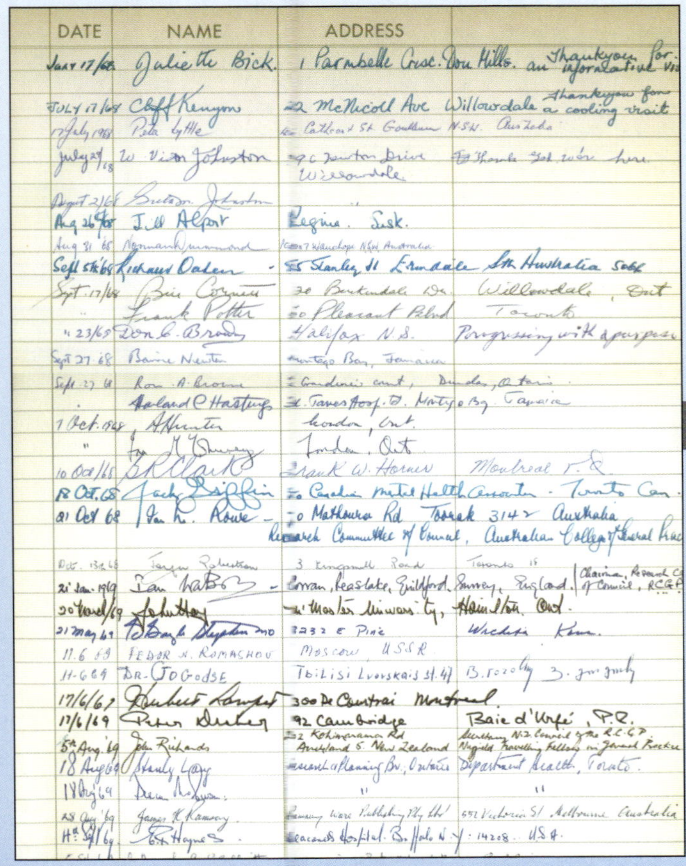

Cette seule page du registre des invités du Collège couvrant la période de septembre 1968 à août 1969 montre les noms de visiteurs provenant de la Jamaïque, de l'Australie, de l'Angleterre, des États-Unis, de l'Union des républiques socialistes soviétiques et de la Nouvelle-Zélande.

en médecine familiale… il est maintenant certain que le temps est venu pour les universités et les Ordres des médecins d'affirmer que personne n'est prêt à exercer la médecine familiale à moins d'avoir été spécialement préparé à cette fin. »

Avec le programme de Certification maintenant en place, le Collège était bien préparé à affronter l'avenir. Mais l'objectif identifié par le Dr McWhinney était encore loin d'être réalisé.

3 The Super Seventies / Le charme des années 1970

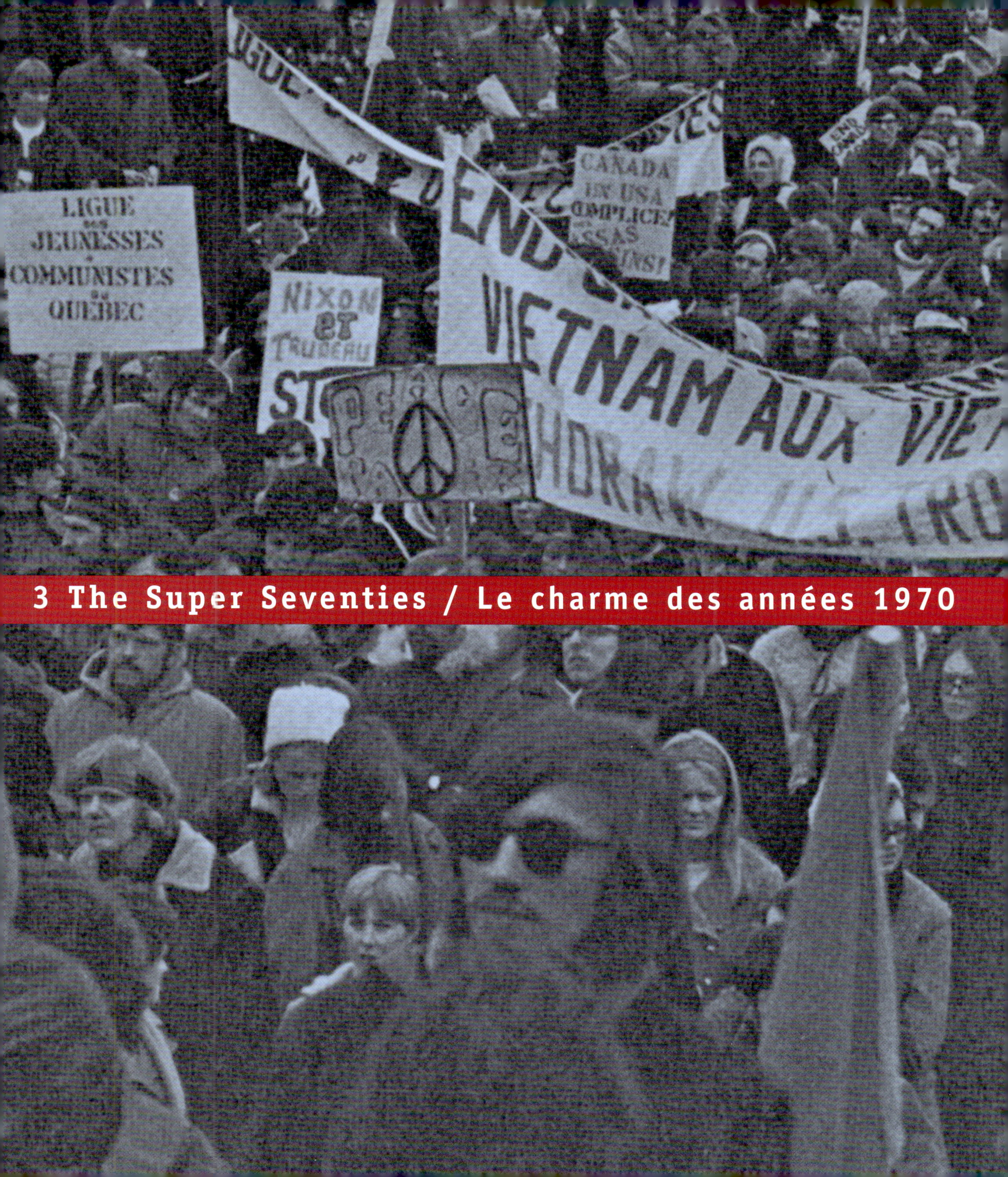

IN CANADA THE DECADE BEGAN with turmoil as the separatist movement in Quebec became involved in kidnappings. Prime Minister Trudeau made his famous "Just watch me" statement immediately prior to his government implementing the *War Measures Act* during the 1970 October Crisis.

In 1970 Dr. Linus Pauling began extolling the virtues of massive doses of Vitamin C as a panacea for the common cold. To this day, the arguments continue over the efficacy of certain vitamins and other supplements in the prevention and treatment of various diseases. In 1977, Jim Fixx, a so-called health guru, published *The Complete Book of Running*. He ran 60 miles a week and was considered at least partially responsible for the running craze that also continues to this day, even though he dropped dead of a heart attack in 1984 while running. His arteries were disastrously clogged and he had suffered warning signs of coronary artery disease in the weeks prior to his death. He was 52 when he ran his last mile. Pauling and Fixx may not have had much in common, but they typified a decade in which there was an increased focus by the public on health and well-being, and raised new questions that forced people to turn to their family physicians for guidance on such matters as exercise regimens, proper eating habits, and how to prolong a high quality of life.

The CPFC was active in the 1970s on the international scene. Dr. Donald Rice was instrumental in the founding of the World Organization of National Colleges, Academies, and Academic Associations of General Practitioners/Family Physicians (WONCA), and served as its president between 1974 and 1976. One other Canadian, Dr. Don Rae of Portage La Prairie, Manitoba, a former president of the College (1976–77), also served as president of WONCA between 1989 and 1992, and Dr. Reg Perkin, executive director of the College between 1985 and 1996, was a Vice-

AU CANADA, LA DÉCENNIE A DÉBUTÉ dans la tourmente alors que le mouvement séparatiste du Québec devint impliqué dans des enlèvements. Le premier ministre Trudeau fait sa fameuse déclaration « Regardez-moi bien aller » immédiatement avant l'adoption par son gouvernement de la *Loi sur les mesures de guerre* au cours de la Crise d'octobre 1970.

En 1970, le Dr Linus Pauling commença à louanger les vertus des doses massives de vitamine C comme panacée contre le rhume banal. Encore aujourd'hui, on continue d'argumenter sur l'efficacité de certaines vitamines et autres suppléments dans la prévention et le traitement de diverses maladies. En 1977, Jim Fixx, un soi-disant gourou dans le domaine de la santé, publia *The Complete Book of Running*. Il courait 60 milles par semaine et on le considérait au moins partiellement responsable de l'engouement pour la course qui se poursuit encore maintenant, même s'il est décédé d'une crise cardiaque en 1984 alors qu'il courait. Ses artères étaient complètement bloquées et il avait présenté au cours des semaines précédant son décès des signes avertisseurs d'une coronaropathie. Il était âgé de 52 ans lorsqu'il a couru son dernier mille. Pauling et Fixx n'avaient peut-être pas beaucoup de choses en commun, mais ils étaient des exemples typiques d'une décennie où le public s'intéressait de plus en plus à la santé et au bien-être. Ils ont soulevé de nouvelles questions qui ont forcé les gens à se tourner vers leurs médecins de famille pour obtenir des conseils sur des sujets comme les programmes d'exercices, les habitudes alimentaires saines et comment prolonger une vie de grande qualité.

Dans les années 1970, le CMFC fut actif sur la scène internationale. Le Dr Donald Rice a joué un rôle clé dans la création de WONCA (Association mondiale des collèges nationaux, académies et associations académiques des généralistes et des médecins de famille) dont il a été président de 1974 à 1976. Un autre Canadien, le Dr Don Rae de Portage La Prairie au Manitoba, un ancien président du Collège (1976–77), a également été président de WONCA entre 1989 et 1992; le Dr Reg Perkin, directeur général du Collège de 1985 à 1996, a été vice-président de cette organisation pendant six ans au cours des années 1990. En octobre 1976 à Toronto, et ensuite à Vancouver en 1992, le Canada a

President for six years during the 1990s. In October 1976 in Toronto, and again in Vancouver in 1992, Canada hosted WONCA meetings, which furthered the status of the CFPC at home and around the world.

The 1970s were years of growth and challenge for the College, and also for the practice of medicine in Canada in general. By 1972, all the provinces had established their individual systems of universal access to physician services, and the federal government had agreed with them to pay a percentage of the funding. In 1979, Justice Emmett Hall was asked for the second time to study how health care should be organized and funded to meet the needs of Canadians. In 2004, federal and provincial governments are still struggling with similar challenges, and the solutions remain elusive, despite the best efforts of numerous royal commissions and health care experts.

Dr. W. A. Russell, Dr. George McQuilty, and Dr. C. Robert Kemp discuss their research findings at the College's exhibit in 1970. Dr. Kemp is later named the 1976 Canadian Family Physician of the Year.

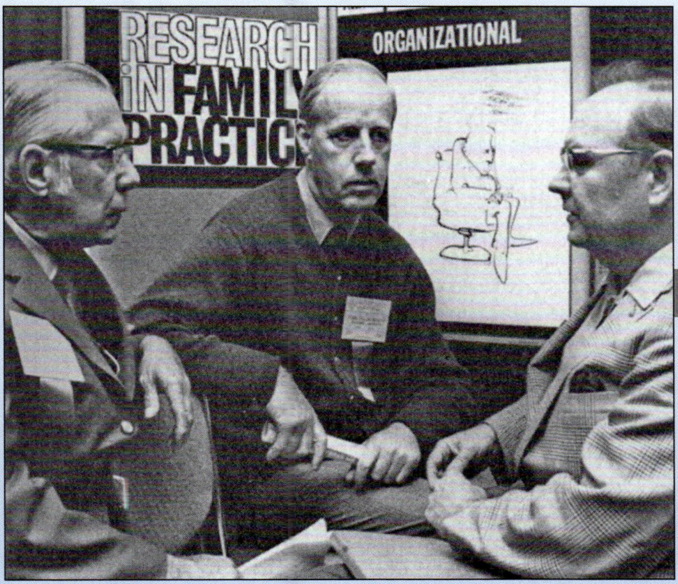

Les Drs W. A. Russell, George McQuilty et C. Robert Kemp discutent de leurs résultats de recherche dans l'un des stands du Collège en 1970. Le Dr Kemp sera ultérieurement nommé Médecin de famille de l'année au Canada en 1976.

The first recipient of the Canadian Family Physician of the Year Award in 1972 is Dr. Conrad Mackenzie of Prince George, BC, seen here with his wife, Patricia, during Family Medicine Forum 2003. The award, sponsored from the outset by McNeil Pharmaceutical (Canada) Ltd., now Janssen-Ortho Inc., is renamed the "Reg L. Perkin Award" in 1996.

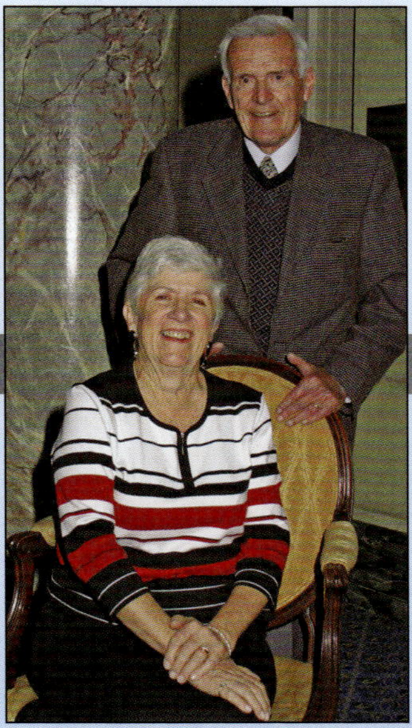

Le premier récipiendaire du Prix du « Médecin de famille canadien de l'année » en 1972 est le Dr Conrad Mackenzie de Prince George, BC, que l'on voit ici avec son épouse, Patricia, pendant le Forum 2003 en médecine familiale. Le prix, parrainé dès le début par McNeil Pharmaceutical (Canada) Ltd., maintenant devenu Janssen-Ortho Inc., a été renommé le « Prix Reg L. Perkin » en 1996.

été l'hôte des assemblées de WONCA, ce qui a rehaussé le statut du CMFC autant au Canada qu'à l'étranger.

Les années 1970 furent des années de croissance et de défis non seulement pour le Collège, mais également pour la pratique de la médecine au Canada en général. En 1972, toutes les provinces avaient mis sur pied leur système individuel d'accès universel aux services médicaux, et le gouvernement fédéral avait accepté de défrayer un pourcentage du financement. En 1979, on demanda pour la deuxième fois au juge Emmett Hall d'étudier comment on pourrait organiser et financer les soins de santé pour répondre aux besoins des Canadiens. En 2004, les gouvernements fédéral et provinciaux sont encore aux prises avec des défis semblables et les solutions demeurent difficiles, malgré les meilleurs efforts de plusieurs commissions royales et de nombreux experts du domaine de la santé.

Deux des changements significatifs observés au cours des

Two of the significant changes during the 1970s were the increasing number of women family physicians, and the gradual shift (more evident initially in Western Canada) away from family doctors working on their own to group practices. By working together out of one office with shared medical records, doctors were able to provide their patients with a more comprehensive range of services, as well as night and weekend coverage for urgent care and emergencies. A patient saw his or her personal family physician most of the time, but there was another doctor from the group available when their own physician was off call. The accessibility of the patient's medical record, along with a shared support staff of nurses and other office personnel, meant that a group of family physicians working together could truly provide continuing and comprehensive care to a patient population. Most family doctors in group practice still worked at least sixty hours per week, but their only major complaint was that they felt they weren't properly remunerated for their efforts. (*Plus ça change!*) Today, over 70 percent of Canadian family doctors are in some type of group practice. A priority of the College is to convince governments to increase support for these groups so that they can deliver the kind of care Canadians want and need.

The significant accomplishments of the College in

Dr. Donald I. Rice presents the 1973 Ortho Literary Award, sponsored by Ortho Pharmaceutical (Canada) Ltd., now Janssen-Ortho Inc., to Dr. W. Wayne Weston of Tavistock, ON, for his Canadian Family Physician *article, "Beyond the Scribbled Note."*

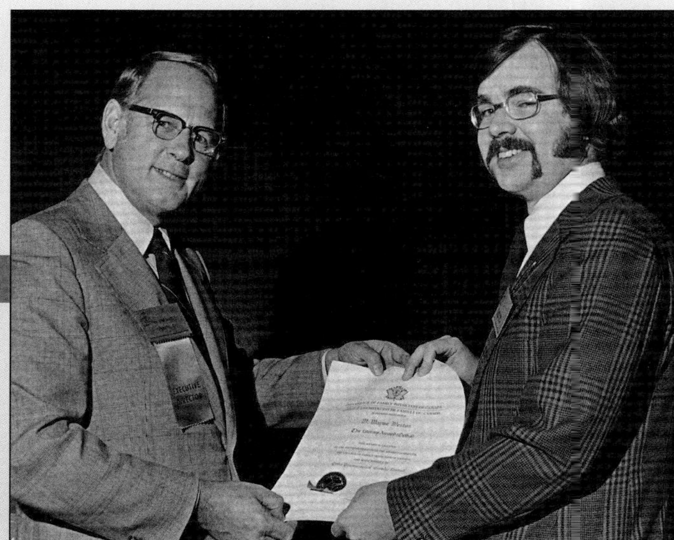

Le Dr Donald I. Rice présente le Prix littéraire Ortho 1973, parrainé par Ortho Pharmaceutical (Canada) Ltd., maintenant Janssen-Ortho Inc., au Dr W. Wayne Weston de Tavistock, ON, pour son article "Beyond the Scribbled Note" publié dans Le médecin de famille canadien.

années 1970 furent le nombre croissant de femmes en médecine familiale et l'abandon graduel (plus visible initialement dans l'Ouest canadien) de la pratique solo par les médecins de famille pour former des groupes de pratique. En travaillant ensemble au-delà du cabinet personnel avec des dossiers médicaux partagés, les médecins furent en mesure d'offrir à leurs patients une gamme plus complète de services, ainsi qu'une couverture de nuit et de fins de semaine pour les soins aigus et les urgences. La plupart du temps, un patient voyait son médecin de famille personnel, mais il y avait un autre médecin du groupe qui était disponible lorsque le médecin personnel n'était pas de garde. L'accessibilité au dossier médical du patient, avec le partage du personnel de soutien (infirmières et autre personnel administratif), signifiait qu'un groupe de médecins de famille travaillant ensemble pouvait véritablement offrir des soins globaux et continus à une population de patients. La plupart des médecins de famille exerçant en groupe continuent de travailler au moins 60 heures par semaine; leur seule plainte majeure était de ne pas être rémunérés adéquatement pour leurs efforts. (*Plus ça change !*) Aujourd'hui, plus de 70 pour cent des médecins de famille canadiens se retrouvent dans des groupes de pratique. L'une des priorités du Collège est de convaincre les gouvernements d'accroître leur soutien envers ces groupes afin qu'ils puissent dispenser le type de soins souhaité et requis par les Canadiens.

Dans les années 1970, le Collège a réussi d'importantes réalisations, la plus significative étant peut-être la mise en

the 1970s were numerous, but perhaps none more so than in the processes to educate future family physicians and to update the skills of practising family doctors. By the end of 1974, all 16 medical schools in Canada had departments of family medicine and postgraduate residency training programs. The College's

In 1973, the Mount Carmel Clinic in Winnipeg, MB, serves 14,000 patients, 60 percent of whom are of Indian or Métis descent, supported by volunteer family physicians. Medical fees and drugs are charged on the patient's ability to pay. Says pharmacist Vivian Quiring, "The most I've got for one prescription is two dollars. But I've taken as little as a nickel."

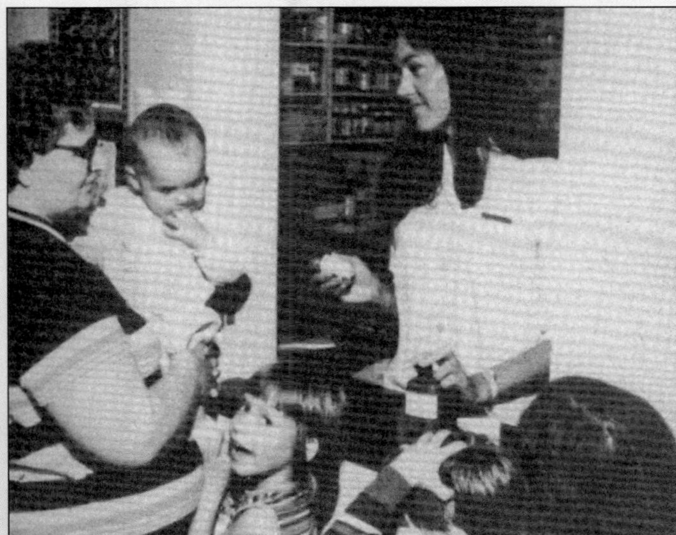

En 1973, la Clinique Mont Carmel de Winnipeg, MB, dessert 14 000 patients, dont 60 pour cent sont de descendance Indienne ou Métis, avec l'appui de médecins de famille bénévoles. Les honoraires médicaux et les prix des médicaments sont fonction de la capacité de payer du patient. Comme le dit la pharmacienne Vivian Quiring, « Le montant maximum reçu pour une ordonnance est de deux dollars. Mais j'ai déjà accepté aussi peu qu'une pièce de cinq sous. »

place de processus pour éduquer les futurs médecins de famille et pour mettre à jour les compétences des médecins de famille praticiens. À la fin de 1974, la totalité des 16 facultés de médecine canadiennes avaient un département de médecine familiale qui offrait un programme postdoctoral

Certification Examination in Family Medicine was conducted annually, and in both official languages, to meet the needs of both residents and practising family physicians who could qualify for the exam by meeting defined Continuing Medical Education (CME) prerequisites. At the annual certification workshops, the questions raised throughout the 1970s about how best to educate family physicians were: how family medicine could be added to an already crowded undergraduate curriculum; what incentives could be

Dr. Reg L. Perkin, centre, discusses the family practice residency program at Toronto Western Hospital with Dr. Wu Wei-Jan, head of the Chinese medical delegation visiting Canada in 1972.

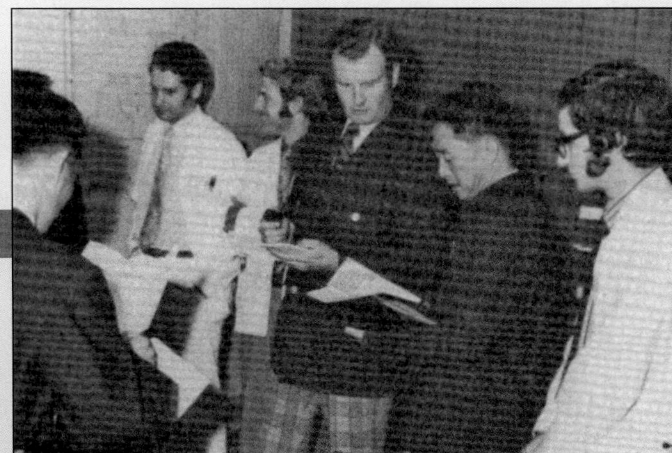

Le Dr Reg L. Perkin, au centre, discute du programme de résidence en médecine familiale offert au Toronto Western Hospital avec le Dr Wu Wei-Jan, en compagnie d'une délégation médicale chinoise visitant le Canada en 1972.

de résidence en médecine familiale. L'examen de Certification en médecine familiale du Collège était présenté annuellement, dans les deux langues officielles, pour répondre aux besoins autant des résidents que des médecins de famille praticiens qui pouvaient devenir admissibles à l'examen s'ils répondaient à certaines conditions préalablement définies de formation médicale continue (FMC). Lors des ateliers annuels sur la certification, les questions soulevées dans les années 1970 concernant la meilleure façon d'éduquer les médecins

offered graduating students to learn about and work in rural communities; how Continuing Medical Education (CME) programs could be developed to best meet the needs of practising family doctors; if family physicians should be licensed after a one-year rotating internship, or if they should all be required to complete a mandatory three-year Family Medicine Residency program or a two-year program with an optional third year for those seeking additional special training such as for rural practice. For many reasons, the two-plus-one option was selected. However, many of these same debates continue today.

Family physicians assuming academic roles were concerned about how they could develop and improve their teaching skills. Based on the success of the Society of Teachers of Family Medicine in the USA and the experience of a number of Canadians involved with that organization, in 1978, the College established a Section of Teachers.

Family medicine research was another hot topic in

Dr. Donald I. Rice receives the Foundation Council Award of the Royal College of General Practitioners of Great Britain from His Royal Highness, Prince Philip, Duke of Edinburgh, during the first conjoint meeting in 1973.

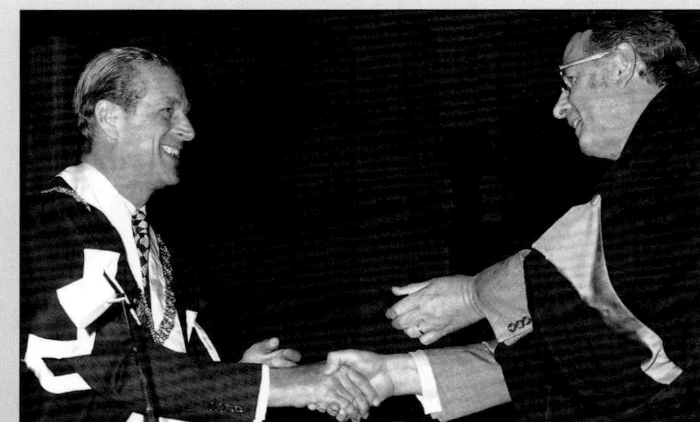

Le Dr Donald I. Rice reçoit le Foundation Council Award *du Royal College of General Practitioners de Grande-Bretagne, remis par Son Altesse Royale le Prince Philip, Duc d'Edinburgh, lors de la première assemblée conjointe en 1973.*

Hosting the 4000 Leslie Street opening ceremonies in 1974 are Dr. I. J. Pollack, chair of the House Staff Committee, Dr. W. Victor Johnston, retired executive director, Dr. Donald I. Rice, executive director, and Dr. Arthur J. Macgregor (not shown), 1974–75 president.

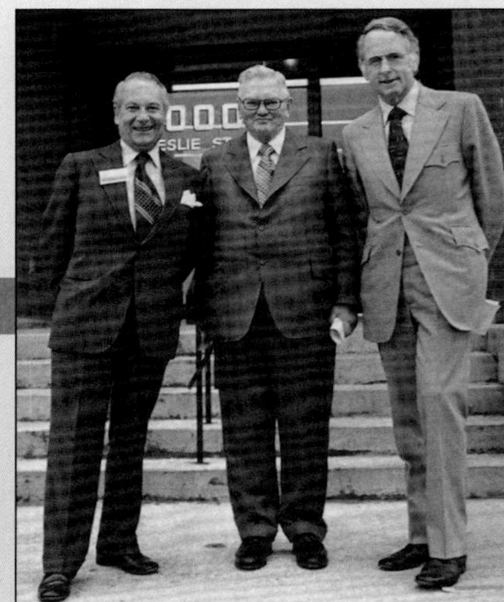

Les hôtes des cérémonies d'ouverture des nouveaux locaux au 4000, Leslie Street en 1974 sont le Dr I. J. Pollack, président du Comité du personnel, le Dr W. Victor Johnston, directeur général à la retraite, le Dr Donald I. Rice, directeur général et le Dr Arthur J. Macgregor (absent), président en 1974–75.

de famille étaient : comment pourrait-on ajouter la médecine familiale à un curriculum prédoctoral déjà surchargé? Quelles mesures incitatives pourrait-on offrir aux étudiants diplômés pour les encourager à mieux connaître les communautés rurales et à s'y installer? Comment pourrait-on développer des programmes de formation médicale continue (FMC) pour répondre le mieux possible aux besoins des médecins de famille praticiens? Les médecins de famille devraient-ils recevoir leur permis d'exercice après un internat rotatoire de 12 mois, ou devrait-on exiger qu'ils complètent obligatoirement un programme de résidence en médecine familiale d'une durée de trois ans ou encore un programme de deux ans, avec une troisième année optionnelle pour ceux qui désirent une formation supplémentaire spéciale, par exemple pour exercer en milieu rural? Pour de nombreuses raisons, le choix s'est porté sur l'option deux plus un. À noter par ailleurs que ces mêmes débats se poursuivent encore aujourd'hui

Les médecins de famille assumant des rôles universitaires étaient préoccupés par l'acquisition et l'amélioration de leurs habiletés d'enseignement. À partir des succès de la *Society of*

the 1970s. The College's National Research Committee was set up in the late 1960s to help family physicians conduct research projects, which Dr. Rice and Dr. Ian McWhinney, among others, believed were essential to raise the standards and the profile of family doctors in Canada, and to develop new knowledge in family practice. In 1971, Dr. Michael Livingston, a Canadian family physician, noted that he could find only 15 Canadian family doctors who had published research in the 1950s and 1960s. However, as Dr. Bill Falk pointed out in his book *The Curious Family Doctor* (Trafford Publishing, Victoria, B.C., 2001), "There has never been a shortage of topics to study, only the shortage of time and commitment to do the work." In 1971 the College provided research help to its members by setting up the Canadian Library of Family Medicine at the University of Western Ontario.

In 1976 the College established the National Research System (NaReS) to help identify family physician researchers in communities across Canada, and to encourage practising family doctors to participate in research. Its first major project occurred that year in response to the anticipated outbreak nationwide of the swine flu, and was a multi-province influenza surveillance project involving family physicians from across Canada. NaReS today has a network of several hundred "sentinels" who are family physician

In her 1974 essay about family doctors, one grade five girl complains, "Well they don't tell you enough stuff about yourself. Like you're half-dead or something, they'll just say, 'It's nothing much,' and then they'll go out and tell your parents and your parents are too chicken to tell you until about a day before." (Before what was never explained!)

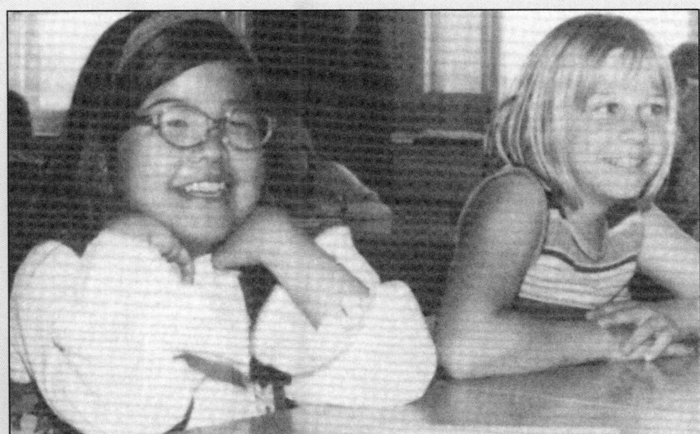

En 1974, dans une composition sur les médecins de famille, une fillette de cinquième année formulait une plainte en ces termes : « Ils ne nous en disent pas assez sur les sujets qui nous concernent. Comme, par exemple, quand on est à moitié mort ! Ils vont juste vous dire que « ce n'est pas une maladie grave » mais ils s'empressent d'aller l'annoncer à vos parents et ceux-ci sont trop peureux pour vous en parler, sauf la journée d'avant. » (Avant quoi n'a jamais été expliqué !)

Teachers of Family Medicine aux États-Unis et l'expérience d'un certain nombre de Canadiens impliqués dans cette organisation, le Collège établissait, en 1978, sa propre Section des enseignants.

La recherche en médecine familiale était un autre sujet d'actualité dans les années 1970. Le Comité national de recherche du Collège a été créé vers la fin des années 1960 pour aider les médecins de famille à mener à bien des projets de recherche, lesquels, selon le Dr Rice et le Dr Ian McWhinney, entre autres, étaient essentiels pour rehausser les normes et le profil des médecins de famille au Canada, et pour acquérir de nouvelles connaissances en pratique familiale. En 1971, le Dr Michael Livingston, un médecin de famille canadien, fit observer qu'il pouvait trouver seulement 15 médecins de famille canadiens ayant publié des articles de recherche dans les années 1950 et 1960. Toutefois, comme le note le Dr Bill Falk dans son volume *The Curious Family Doctor* (Trafford Publishing, Victoria, C.-B., 2001), « Nous n'avons jamais souffert d'une pénurie de sujets à étudier, seulement d'un manque de temps et d'implication pour faire le travail. » En 1971, le Collège allait procurer à ses membres une aide en recherche en mettant sur pied la Bibliothèque canadienne de médecine familiale à l'Université de Western Ontario.

En 1976, le Collège établissait le Système national de recherche (NaReS) dans le but d'aider à identifier les médecins de famille chercheurs dans les différentes collectivités

members of the College interested in tackling research issues arising out of their day-to-day practices. In 1978 the College hired its first full-time research staff, punctuating the fact that research was now of vital importance for its members.

Throughout the 1970s, at a time when the College was questioning its roles and responsibilities, medical science and technology were rapidly changing. Continuing education and research were seen as essential to keep family physicians abreast of these developments.

In 1979, Dr. Irwin Bean of Regina, Saskatchewan (CFPC president 1962–63), wrote an article, "25 Years of Family Practice," for *Canadian Family Physician* in which he stated that "there have been no new diseases in the past 25 years." However, he noted that there had been significant changes in diagnostic procedures and treatments. "The problem," he said, "has not only been to keep abreast of medical advances; it has been to select the advances that are of practical value to our patients and that will improve their quality of life." In the same article Dr. Bean also decried the continuing formation of Royal Commissions that solved little. (Once again, *plus ça change!*)

In the same issue of *Canadian Family Physician*, Dr. Rice lamented the fact that there was "a growing tendency for the vested interests of family physicians

Hosting 1,700 physicians from 34 countries around the world for the 7th WONCA World Conference on Family Medicine in Toronto in 1976, the College and its Ontario chapter welcome the world of family medicine to Canada, including Dr. Donald I. Rice and guest speaker, Dr. Marshall McLuhan.

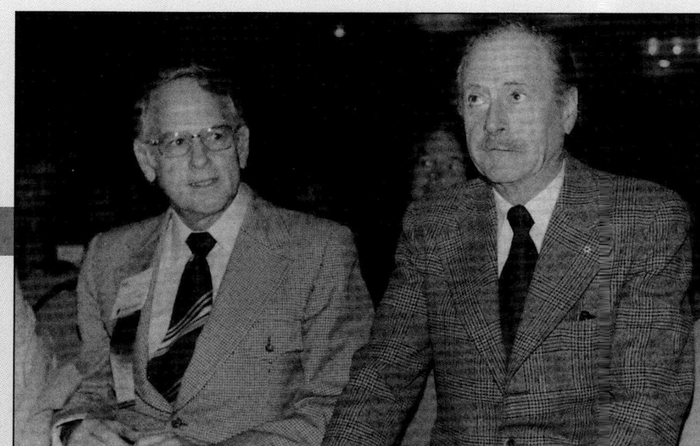

Les hôtes de 1 700 médecins provenant de 34 pays venus assister à la 7e Conférence mondiale WONCA sur la médecine familiale tenue à Toronto en 1976, le Collège et sa Section Ontario accueillent le monde de la médecine familiale au Canada, y compris le Dr Donald I. Rice et un conférencier invité, le Dr Marshall McLuhan.

canadiennes et à encourager les médecins de famille praticiens à participer à la recherche. Son premier projet important a vu le jour la même année en réponse à une épidémie nationale anticipée de grippe porcine; il s'agissait d'un projet de surveillance multiprovinciale de l'influenza impliquant des médecins de famille des quatre coins du Canada. Aujourd'hui, le NaReS possède un réseau de plusieurs centaines de « sentinelles » qui sont des médecins de famille membres du Collège intéressés à des questions de recherche soulevées par leur pratique quotidienne. En 1978, le Collège engageait à temps plein une première personne dédiée à la recherche, reconnaissant ainsi que la recherche était d'une importance vitale pour ses membres.

Tout au long des années 1970, époque où le Collège remettait en question ses rôles et ses responsabilités, la science et la technologie médicales évoluaient rapidement. L'éducation continue et la recherche étaient devenues essentielles pour maintenir les médecins de famille au fait de ces développements.

En 1979, le Dr Irwin Bean, de Régina en Saskatchewan (président du CMFC en 1962-63), rédigea un article intitulé « *25 years of Family Practice* » pour le *Médecin de famille canadien* où il mentionnait que « aucune nouvelle maladie n'est apparue au cours des 25 dernières années. » Il notait toutefois la survenue de changements importants dans les interventions diagnostiques et les traitements. « Le problème », écrit-il, « n'était pas seulement de se maintenir à jour face aux progrès médicaux mais de sélectionner les progrès ayant une valeur pratique pour nos patients et qui

to be represented by other than family doctors." He was most concerned about the attitude of a number of licensing authorities who were still not acknowledging the value of residency training as the most appropriate preparation for a generalist licence to practise.

With College membership in the 1970s growing rapidly, a new facility to house the expanding staff was opened at 4000 Leslie Street in suburban Toronto in 1974. However, despite its growth, there were still many issues of concern to the College's executive and board that would continue as the next decade approached.

At the end of the decade Dr. Rice said that while he shared "with others the satisfaction and enthusi-

This innovative "problem oriented medical record," pioneered by Dr. Brian Dixon-Warren and the Valley Medical Group in Maple Ridge, BC, in 1977, captures the "Master Problem List" for each patient so that individual concerns can be used to create a group practice database.

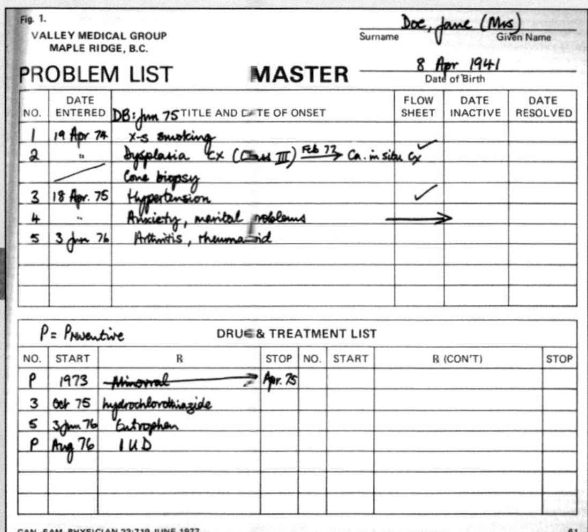

Fig. 1.

VALLEY MEDICAL GROUP
MAPLE RIDGE, B.C.

Doe, Jane (Mrs)
Surname Given Name

PROBLEM LIST MASTER

8 Apr 1941
Date of Birth

NO.	DATE ENTERED	DB: Jun 75 TITLE AND DATE OF ONSET	FLOW SHEET	DATE INACTIVE	DATE RESOLVED
1	19 Apr 74	X-S smoking			
2	"	Dysplasia Cx (Class III) Feb 77 → Ca. in situ Cx	✓		
		Cone biopsy			
3	18 Apr. 75	Hypertension	✓		
4	"	Anxiety, marital problems	→		
5	3 Jun 76	Arthritis, rheumatoid			

P = Preventive DRUG & TREATMENT LIST

NO.	START	R	STOP	NO.	START	R (CON'T)	STOP
P	1973	Minovral →	Apr. 75				
3	Oct 75	hydrochlorothiazide					
5	3 Jun 76	Entrophen					
P	Aug 76	IUD					

CAN. FAM. PHYSICIAN 23:719 JUNE 1977 61

Ce « dossier médical orienté par problème, » une innovation mise de l'avant par le Dr Brian Dixon-Warren et le Valley Medical Group de Maple Ridge, BC, en 1977, insiste sur la « Liste maîtresse des problèmes » pour chacun des patients de sorte qu'on puisse utiliser les problèmes individuels pour créer une base de données utile pour une pratique de groupe.

In 1978, Dr. Robin Percival-Smith of Student Health Services, University of British Columbia, turns pelvic examinations into an educational experience for his patients by explaining procedures beforehand and teaching self-examination techniques. His examination with his patient (who later graduates as Dr. Adrienne Ross) begins with a discussion of the speculum.

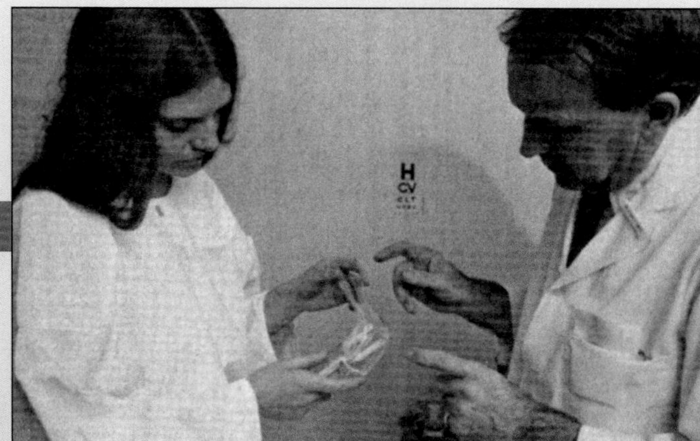

En 1978, le Dr Robin Percival-Smith, du « Services de santé pour les étudiants » de l'Université de Colombie-Britannique, transforme les examens pelviens en expérience éducative pour ses patientes en leur expliquant les interventions avant l'examen et en leur enseignant les techniques d'auto-examen. Son examen d'une patiente (qui deviendra Dre Adrienne Ross) débute par une discussion portant sur le spéculum.

amélioreront leur qualité de vie. » Dans le même article, le Dr Bean dénigra également la mise sur pied continuelle de Commissions royales qui n'apportent que peu de solutions. (Encore une fois, *plus ça change !*)

Dans ce même numéro du *Médecin de famille canadien*, le Dr Rice regrettait le fait qu'il existait « une tendance de plus en plus marquée à l'effet que les intérêts particuliers des médecins de famille étaient représentés par d'autres que des médecins de famille. » Il était très préoccupé par l'attitude de certains Ordres des médecins qui persistaient à ne pas reconnaître la valeur des programmes de résidence comme étant la préparation la plus appropriée pour l'obtention d'un permis d'exercice pour le généraliste.

Avec la croissance rapide du nombre de ses membres et

asm of past accomplishments, I sense a certain vulnerability . . . of things left to be done; a need to devote more time to improving the quality of our product—higher standards of family practice and an improved professional climate for family physicians."

Getting on "Gus's Bus" in Gander, NL, for the first visit of academic preceptors to rural teaching sites across the province in the late 1970s are: Dr. David G. Moores (president 1993–94), Dr. Gus Rowe, Dr. Keith Hodgkin, Mrs. Hodgkin, Dr. Douglas Black, Dr. John Lewis, and Dr. Paul Patey (president 1984–85).

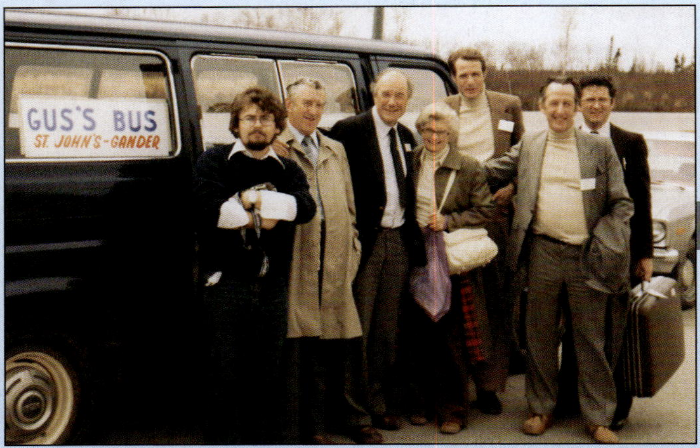

À bord du « Gus's Bus » à Gander, Terre-Neuve, pour la première visite de précepteurs universitaires à des sites d'enseignement en milieu rural de cette province vers la fin des années 1970, on retrouve : Dr David G. Moores (président en 1993–94), Dr Gus Rowe, Dr Keith Hodgkin, Mme Hodgkin, Dr Douglas Black, Dr John Lewis, et Dr Paul Patey (président en 1984–85).

de son personnel au cours des années 1970, le Collège a déménagé son siège social au 4000 Leslie Street, en banlieue de Toronto, en 1974. Toutefois, malgré cette croissance, il persistait de nombreux problèmes et inquiétudes au niveau de la direction et du Conseil d'administration du Collège qui allaient se poursuivre à l'approche de la nouvelle décennie.

À la fin de cette décennie, le Dr Rice déclara que, « malgré la satisfaction et l'enthousiasme que je partage avec d'autres concernant les réalisations passées, je sens une certaine vulnérabilité... pour ce qui reste à faire, un besoin de consacrer plus de temps à l'amélioration de la qualité de notre produit—des standards plus élevés pour la pratique familiale et une amélioration du climat professionnel pour les médecins de famille. »

David Woods' book, Strength in Study: An Informal History of the College of Family Physicians of Canada, *marks the College's 25th anniversary in 1979.*

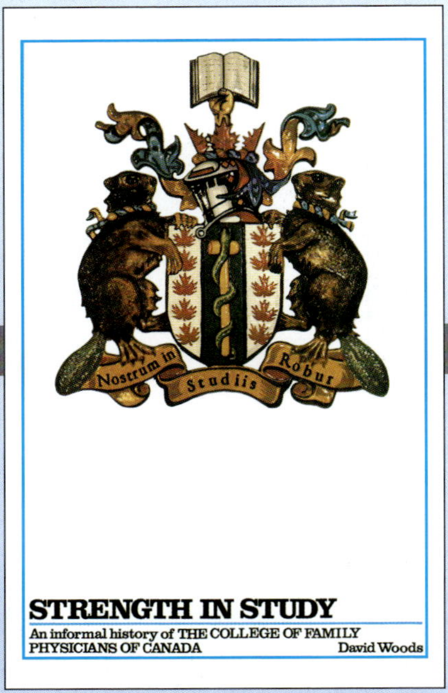

Le livre de David Woods, Strength in Study: An Informal History of the College of Family Physicians of Canada, *marque le 25e anniversaire du Collège en 1979.*

4 The Exciting Eighties / La fébrilité des années 1980

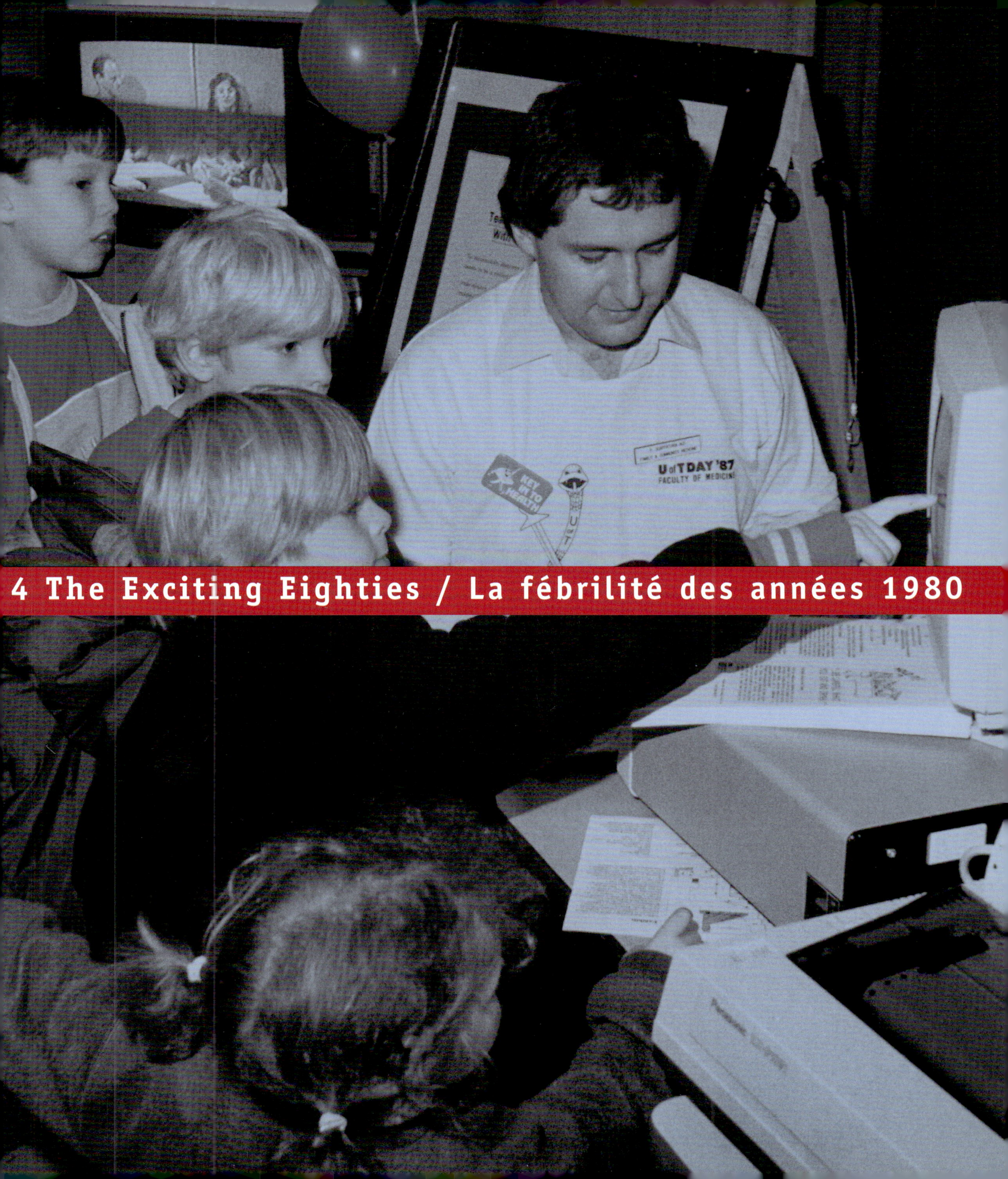

IN 1980, QUEBECKERS resoundingly voted no in their referendum, and two years later the Prime Minister repatriated the Constitution without Quebec's signature, and the debate over the future of Quebec continued. Later, in the 1980s, Canadians vociferously debated the implementation of the GST, and a free trade agreement with the United States.

But as the new decade began, there was a relative calm on the medical front. There appeared to be no new sinister diseases lurking on the horizon that would have a major impact on Canada or the rest of the world. There were new diagnostic and treatment tools that were beginning to play significant roles in many branches of medicine—for example, the management of cancer and cardiovascular diseases. Indeed, in 1977, the first MRI machine was used to scan a part of a person's body for disease or injury. Even though it took almost five hours to produce one less-than-perfect image, MRI became, by the late 1980s, one of the diagnostic tools most in demand by patients in both the US and Canada. Arthroscopic and laparoscopic procedures, first introduced in the late 1960s and the 1970s, became much more common. Progress was being made with in vitro fertilization, which promised help to the thousands of Canadian couples unable to conceive. The first test tube baby

Family physicians publish this "lethal zone" map showing the devastation of a one-megaton explosion directly over the Hospital for Sick Children in Toronto, ON. People within 6.8 km of ground zero will have a 0–50 percent chance of survival. An estimated 600,000 people will die, including 5,000 physicians, and 800,000 will be injured or incapacitated.

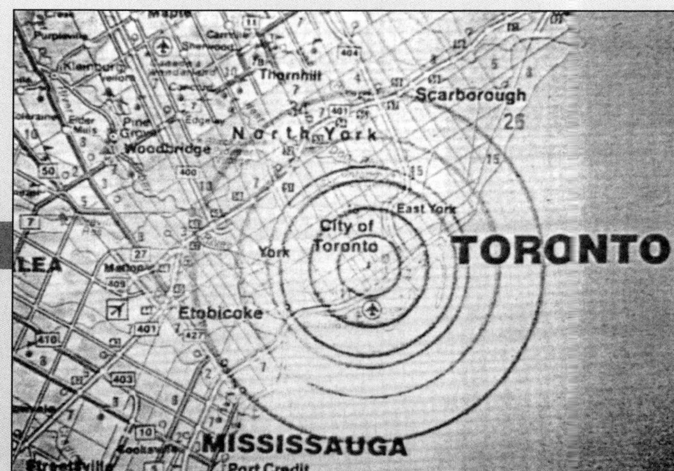

Des médecins de famille publient cette carte d'une « zone létale » montrant la dévastation suite à l'explosion d'une bombe atomique d'une mégatonne directement au-dessus de l'Hospital for Sick Children à Toronto, Ontario. La population vivant dans un rayon de 6,8 km du point d'impact a une chance de survie de 0 à 50 per cent. On estime à 600 000 le nombre de décès, y compris 5 000 médecins, et 800 000 seront blessés ou incapacités.

AU RÉFÉRENDUM DE 1980, LES QUÉBÉCOIS ont voté un non retentissant. Deux ans plus tard, le premier ministre rapatriait la Constitution sans la signature du Québec, entraînant ainsi la poursuite du débat sur l'avenir du Québec. Plus tard au cours des années 1980, les Canadiens ont débattu avec véhémence l'instauration de la TPS et l'Accord de libre-échange avec les États-Unis.

Au début de cette nouvelle décennie, il régnait un calme relatif dans le domaine de la médecine. Aucune nouvelle maladie sinistre qui risquait d'avoir un impact majeur sur le Canada ou sur le reste du monde ne pointait à l'horizon. Des nouveaux outils diagnostiques et thérapeutiques commençaient à jouer des rôles significatifs dans de nombreuses branches de la médecine—par exemple, la prise en charge du cancer et des maladies cardiovasculaires. De fait, en 1977, le premier appareil d'imagerie par résonance magnétique (IRM) était utilisé pour scruter une partie du corps d'une personne à la recherche d'une maladie ou d'une affection. Même s'il lui fallait près de cinq heures pour produire une image moins que parfaite, l'IRM était devenue vers la fin des années 1980 l'un des outils diagnostiques les plus en demande par les patients, autant aux États-Unis qu'au Canada. Les interventions arthroscopiques et laparoscopiques, d'abord introduites vers la fin des années 1960 et le début des années 1970, étaient devenues beaucoup plus fréquentes. La fertilisation *in vitro* progressait et promettait de venir en aide aux milliers

had been born in 1978 in England, and appeared to be developing normally.

At the College, the 1980s could be described as the best of times, but still with clouds on the horizon. Family doctors were becoming more actively involved in the larger medico-economic and political issues. This posed a dilemma for the College since its mandate at that time had not prioritized political advocacy, particularly related to remuneration issues. However, as Dr. Rice noted in January 1980, members of the College had to be represented "in all matters that concern the practice of medicine."

Another major concern to Dr. Rice in 1980 was related to "the appropriate training and demonstrated competence required by those physicians seeking a full or unlimited licence for family practice." The middle part of the decade witnessed a lengthy debate focused on this issue. In 1981, the CMA Board of Directors struck a task force led by Dr. Larry Wilson, dean of Medicine, Queen's University, to review family practice training in Canada. The Wilson task force presented its report to the CMA General Council in 1984. To the surprise of many, the report endorsed the College's two-year postgraduate program. The Wilson recommendations were passed on for further study to another committee, chaired by Dr. Al Cox, dean of Medicine, Memorial University. The 1986 Cox Report recommended that all Canadian medical schools must include family medicine clinical experience as part of their clerkships. It also recommended that the "integrated two-year family medicine training programs should continue to be the preferred training route to general or family practice."

Although tremendous progress was being made to diagnose and treat a number of ailments, there was a bombshell in 1981 when the identification of an apparently new deadly disease was made—AIDS (Acquired Immunodeficiency Syndrome). This disease,

de couples canadiens incapables de concevoir. Le premier bébé-éprouvette est né en Angleterre en 1978 et il a semblé se développer normalement.

Au Collège, on pourrait décrire les années 1980 comme les années les plus favorables; mais il persistait quelques nuages à l'horizon. Les médecins de famille devenaient de plus en plus activement impliqués dans des enjeux médico-économiques et politiques plus importants. Ceci posait un dilemme pour le Collège puisque la défense des intérêts politiques, particulièrement toute la problématique de la rémunération, n'était pas une priorité de son mandat à cette époque. Toutefois, comme le faisait remarquer le Dr Rice en janvier 1980, les membres du Collège devaient être représentés « dans tous les aspects qui touchent l'exercice de la médecine. »

En 1980, une autre grande préoccupation du Dr Rice concernait « la formation appropriée et la démonstration de la compétence requise des médecins qui veulent obtenir un permis complet et sans restriction pour exercer la médecine familiale. » Le milieu de cette décennie a été témoin d'un débat prolongé entourant cette question. En 1981, le Conseil d'administration de l'AMC mettait sur pied un groupe de travail dirigé par le Dr Larry Wilson, doyen de la Faculté de médecine de l'Université Queen's, avec mandat de réviser la formation en pratique familiale au Canada. Le groupe de travail Wilson présenta son rapport au Conseil général de l'AMC en 1984. À la surprise de plusieurs, le rapport endossait le programme postdoctoral du Collège d'une durée de deux ans. Les recommandations du rapport Wilson furent référées à un autre comité, présidé par le Dr Al Cox, doyen de la Faculté de médecine de l'Université Memorial, pour approfondir l'étude. Le rapport Cox, remis en 1986, recommandait que toutes les facultés de médecine canadiennes aient l'obligation d'inclure, au cours de l'année d'externat, une expérience clinique en médecine familiale. Il recommandait également que « le programme de résidence en médecine familiale d'une durée de deux ans devrait continuer d'être la voie préférée pour la formation en pratique générale ou familiale. »

Malgré les énormes progrès dans le diagnostic et le traitement de bon nombre d'affections, l'identification en

which may have crossed over from another animal species (certainly a hot topic in the new millennium with the emergence of SARS, avian flu, etc.) would sorely tax the health care system in Canada, and around the world, and become perhaps the most widely discussed disease of the 1980s.

In 1984, the human immunodeficiency virus (HIV) that causes AIDS was identified. In the same year, another potentially fatal disease was also identified—Hepatitis C. Before it was realized that both AIDS and Hepatitis C could be transmitted not only sexually but also through blood product transfusions, and before tests were available to identify the viruses, many unsuspecting blood donors passed on one or both of the diseases. To help all health care professionals better understand how to diagnose patients

In 1982, the BC Chapter Community Services Project chair, Dr. George Deagle, recruits family physicians for one-month locums in Dease Lake, a logging and mining community 220 km south of the BC-Yukon border.

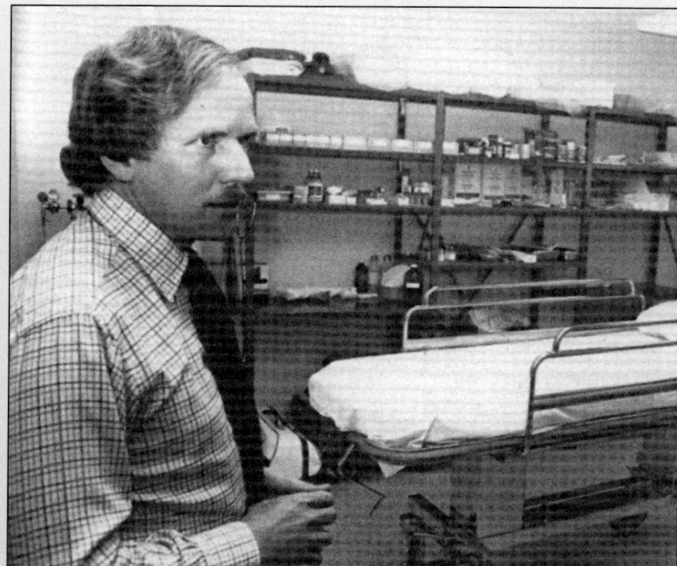

En 1982, le directeur du projet de services communautaires de la Section C.-B., le Dr George Deagle, recrute des médecins de famille qui acceptent de dépanner pendant un mois à Dease Lake, une collectivité de mineurs et de bûcherons située à 220 km au sud de la frontière de la C.-B. et du Yukon.

Dr. Robert (Robin) G. Krause of Winnipeg, MB, the College's 29th President and 1981 Canadian Family Physician of the Year, is congratulated by Dr. John Horder, President of the Royal College of General Practitioners of Great Britain, during the College's 1982 conjoint meeting in Dublin, Ireland.

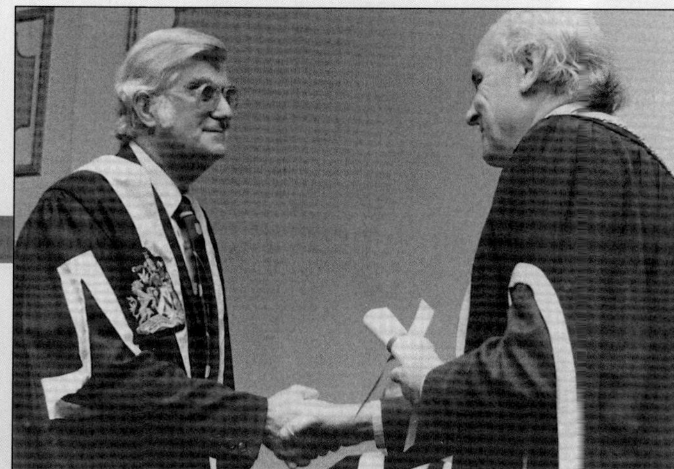

Le Dr Robert (Robin) G. Krause de Winnipeg, MB, le 29e président du Collège et le Médecin de famille canadien de l'année en 1981, reçoit les félicitations du Dr John Horder, président du Royal College of General Practitioners de Grande-Bretagne, pendant la rencontre conjointe du Collège à Dublin, Irlande.

1981 d'une nouvelle maladie apparemment mortelle—le sida (syndrome d'immunodéficience acquise)—a eu l'effet d'une bombe. Cette maladie, qui peut avoir été le résultat d'un croisement avec une autre espèce animale (certainement un sujet d'actualité dans le nouveau millénaire avec l'émergence du SRAS, de la grippe aviaire, etc.), allait imposer un lourd fardeau non seulement sur le système canadien de soins de santé, mais également à l'échelle mondiale et devenir probablement la maladie la plus discutée dans les années 1980.

C'est en 1984 qu'on a identifié le virus de l'immunodéficience humaine (VIH) responsable du sida. La même année, on identifiait également une autre maladie potentiellement mortelle—l'hépatite C. Avant de réaliser que le sida et l'hépatite C pouvaient se transmettre non seulement par voie sexuelle mais également par des transfusions de produits

with HIV/AIDS, the College played a lead role in a Health Canada initiative that produced two major national primers.

In 1987, fluoxetine (Prozac) made its debut, the first of a controversial group of drugs designed to treat emotional disorders. In fact, so many new drugs were becoming available for a wide variety of ailments that it was getting difficult for physicians to keep up with them.

The College's increasing focus on CME and research provided a stimulus for its members to increase their knowledge and skills related to new diseases and treatment. But the real value of the research and studies carried out by family physicians was, and still is, that they focused on medical problems much less exotic yet just as important to their patients. An example of the type of research studies conducted by

The College adds the Certificate of Special Competence in Emergency Medicine with its own examination in 1982. Today, approximately 1,400 College members have emergency certification in addition to family medicine.

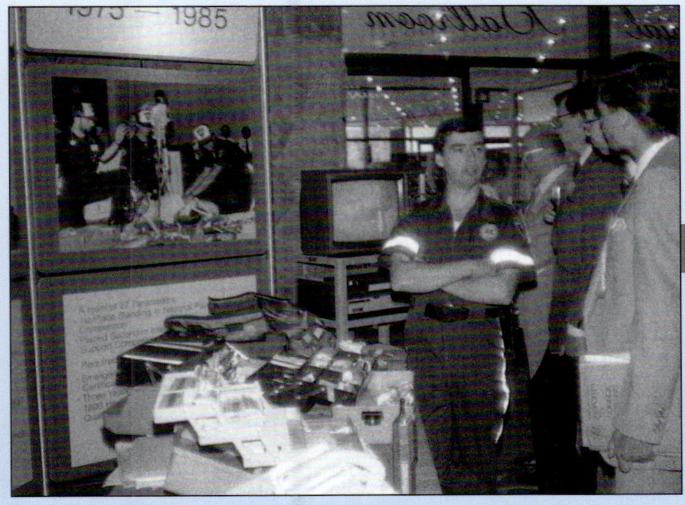

En 1982, le Collège ajoute à son propre examen de certification le Certificat de compétence spéciale en médecine d'urgence. Aujourd'hui, environ 1 400 membres du Collège ont leur certificat en médecine d'urgence en plus de leur certification en médecine familiale.

Led by Dr. Robert McDonald and Dr. Brian Kane in 1985, two teams of Kingston, ON, family physicians provide medical care for a two-month period at a refugee camp of 30,000 in Bati, Ethiopia, 425 km northeast of Addis Ababa. Dr. McDonald is the 1987 Canadian Family Physician of the Year.

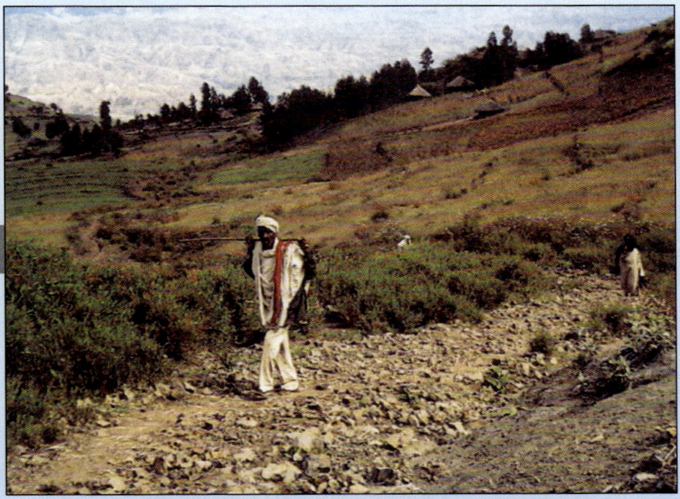

Dirigées par le Dr Robert McDonald et le Dr Brian Kane en 1985, deux équipes de médecins de famille de Kingston, Ontario, dispensent des soins médicaux pour une période de deux mois dans un camp de 30 000 réfugiés à Bati, Éthiopie, à 425 km au nord-est d'Addis Ababa. Le Dr McDonald est le Médecin de famille canadien de l'année en 1987.

sanguins, et avant que des tests soient disponibles pour identifier les virus, de nombreux donneurs de sang sans méfiance ont transmis l'une ou l'autre ou même les deux maladies. Afin d'aider les professionnels de la santé à mieux comprendre comment diagnostiquer les patients infectés par le VIH/sida, le Collège a joué un rôle prépondérant dans une initiative de Santé Canada qui a produit deux documents de base à portée nationale.

En 1987, la fluoxétine (Prozac) faisait ses débuts. C'était le premier d'un groupe controversé de médicaments conçus pour traiter les troubles émotionnels. De fait, tellement de nouveaux médicaments devenaient disponibles pour traiter une vaste gamme d'affections qu'il était de plus en plus difficile pour les médecins de se tenir à jour.

Cette concentration du Collège sur la FMC et la recherche a encouragé les membres à accroître leurs connaissances et

family physicians in the 1980s was the Headache Study carried out at the University of Western Ontario. A group of family physicians conducted a year-long review of their patients who complained of headaches. They charted the percentage of patients complaining of headaches, the types of headaches encountered, the physicians' diagnoses, the therapeutic interventions, and the outcomes following treatment. The result was improved treatment and a better understanding of patients presenting with different types of headaches, leading to more appropriate medical management of these patients by their family physicians.

Another trend that concerned Dr. Rice in 1980 was that a growing number of family physicians were no longer providing obstetrical care for their patients. More women had to turn to obstetricians and midwives to deliver their babies. This trend away from obstetrics—which persists to this day—was one which Dr. Reg Perkin also tried hard to reverse when he became executive director of the College in 1985.

On June 1, 1985, Donald I. Rice retired as executive director of the College after 21 years of dedicated service to family physicians across Canada. During his tenure the College had grown dramatically and had gained the often grudging acceptance of other medical associations across the country. Perhaps it is fitting that also in 1985 The Four Principles of Family Medicine were adopted by the College. These

Hearing research shows that children lacking basic language skills by age two are at risk of never learning these vital tools, and mothers notice hearing loss in their children up to nine months before diagnosis. Assessment strategies should begin early during well-baby visits.

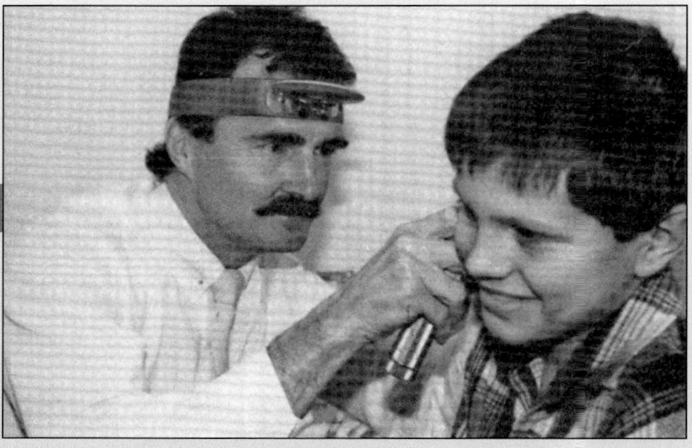

La recherche sur la surdité montre que les enfants n'ayant pas encore acquis les habiletés de langage de base à l'âge de deux ans sont à risque de ne jamais apprendre ces outils essentiels; les mères notent déjà, jusqu'à neuf mois avant qu'on pose le diagnostic, une surdité chez leur enfant. Les stratégies d'évaluation doivent débuter précocement au cours des visites de bébés bien portants.

à améliorer leurs habiletés pour affronter ces nouvelles maladies et leur traitement. Mais la valeur réelle de la recherche et des études menées par les médecins de famille était, et continue d'être, de se concentrer sur des problèmes médicaux beaucoup moins exotiques mais tout aussi importants pour leurs patients. Comme exemple de ce type d'études de recherche menées par les médecins de famille au cours des années 1980, notons l'étude *Headache Study* à l'Université de Western Ontario. Un groupe de médecins de famille a suivi pendant un an les patients qui se plaignaient de céphalées. Ils ont établi des graphiques illustrant le pourcentage des patients se plaignant de céphalées, les types de céphalées rencontrées, les diagnostics des médecins, les interventions thérapeutiques et les résultats suite au traitement. Il en est résulté une amélioration du traitement, une meilleure compréhension des patients qui consultent pour différents types de céphalées et une prise en charge médicale plus appropriée de ces patients par leurs médecins de famille.

Une autre tendance qui préoccupait le Dr Rice en 1980 était le nombre croissant de médecins de famille qui ne dispensaient plus de services obstétricaux. Davantage de femmes devaient maintenant se tourner vers les obstétriciens et les sages-femmes pour leur accouchement. Cette tendance à délaisser l'obstétrique—qui prévaut encore aujourd'hui—a également préoccupé le Dr Reg Perkin, qui a mis beaucoup d'énergie à tenter de la renverser lorsqu'il devint directeur général du Collège en 1985.

principles remain today the cornerstone of College philosophy:

- *The patient-doctor relationship is central to the role of the family physician*
- *The family physician is a skilled clinician*
- *Family medicine is a community-based discipline*
- *The family physician is a resource to a defined practice population*

On June 1, 1985, Molly Webb, the College's executive secretary, also retired. She had been with the College since it opened in 1954, and had been held in the highest esteem by all those who had worked with her. The federal government had awarded Mrs. Webb a Centennial Medal, and in 1979 she was made an honorary member of the College. Her successor, Mrs. Cynthia Webber, was also made an honorary member of the College when she retired in 1996.

Dr. Reg L. Perkin of Mississauga, ON, becomes the College's third executive director in 1985 and, over the next 11 years, the organization expands from 7,000 to 13,000 members. The Canadian Family Physician of the Year Award is renamed the "Reg L. Perkin Award" in 1996.

Strikes and threats of strikes punctuate an acrimonious decade of professional negotiations, culminating in the 1986 Ontario strike over the Health Care Accessibility Act (Bill 94) *eliminating extra-billing.*

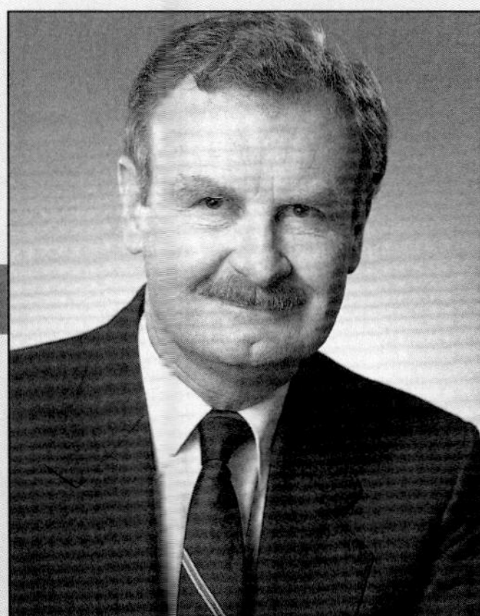

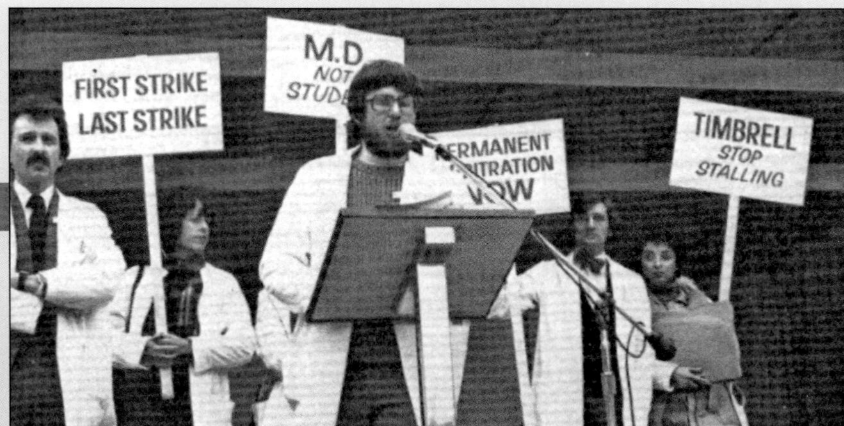

Le Dr Reg L. Perkin de Mississauga, Ontario, devient le troisième directeur général du Collège en 1985 et, durant les 11 années qui suivent, l'organisation passe de 7 000 à 13 000 membres. Le Prix du Médecin de famille canadien de l'année est renommé le « Prix Reg. L. Perkin » en 1996.

Des grèves et des menaces de grève viennent ponctuer une décennie acrimonieuse de négociations professionnelles. En 1986, ce fut le point culminant avec la grève en Ontario à cause de la Loi sur l'accessibilité aux services de santé *(Loi 94) qui éliminait la surfacturation.*

Le 1er juin 1985, Dr Rice quittait son poste à la direction du Collège après 21 ans de dévouement au service des médecins de famille canadiens. Pendant son règne, le Collège a connu une croissance spectaculaire et s'est taillé une place, parfois avec réticence, auprès des autres associations médicales partout au pays. Il est peut-être également pertinent de mentionner l'adoption des quatre principes de la médecine familiale par le Collège en 1985. Encore aujourd'hui, ces principes demeurent la pierre angulaire de la philosophie du Collège :

- La relation médecin-patient constitue l'essence du rôle du médecin de famille
- Le médecin de famille est un clinicien compétent et habile
- La médecine familiale est une discipline communautaire
- Le médecin de famille est une ressource pour une population définie de patients.

When Dr. Reg Perkin took the reins of the College that June, he effectively gave up his teaching career at the University of Toronto and his full clinical practice. Coming from the academic world while maintaining his family practice, he had first-hand knowledge of what he called "winds of change."

Dr. Perkin wrote and spoke extensively in support of family doctors maintaining a full-service practice that included obstetrics, in-hospital care of patients, and work in hospitals' emergency departments. The College-accredited residency training programs continued to provide training in all these areas. Dr. Perkin was also critical of the increasing number of walk-in clinics that were the antithesis of continuity of care, and disrupted the normal patient-doctor relationship.

The College introduced an examination in emergency medicine in 1981 to complement the additional training being offered in the residency programs. The Self-evaluation Program continued to gain in popularity during the 1980s. Maintenance of Certification was added to the College's CME package in 1980, as was a computerized Practice Assessment Program in 1989. Resident members were added to the College's board of directors in 1989.

A College mission statement was developed in 1988.

The College of Family Physicians of Canada is a national voluntary organization of family physicians

In Canada, one of three female children and one in eight male children will be sexually abused by the age of 18. An estimated 1.5 million women are abuse victims. Family physicians play a critical role in reporting and treating such cases.

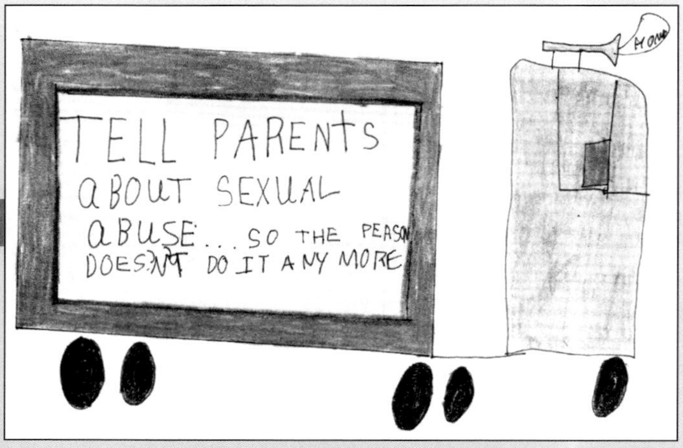
TELL PARENTS
ABOUT SEXUAL
ABUSE... SO THE PEASON
DOESN'T DO IT ANY MORE

Au Canada, un enfant sur trois de sexe féminin et un sur huit de sexe masculin sera victime d'abus sexuel avant l'âge de 18 ans. On estime que 1,5 million de femmes sont victimes d'abus. Les médecins de famille jouent un rôle essentiel en déclarant et en traitant ces cas.

Le 1er juin 1985, Molly Webb, secrétaire de direction du Collège, prenait également sa retraite. Elle avait œuvré au Collège depuis ses débuts en 1954 et elle était très estimée par tous ceux qui ont eu la chance de travailler avec elle. Le gouvernement fédéral lui a décerné une médaille du Centenaire et, en 1979, elle a été consacrée membre honoraire du Collège. Celle qui lui a succédé, Mme Cynthia Webber, a également été consacrée membre honoraire du Collège lors de son départ en 1996.

Lorsque le Dr Reg Perkin accepta les rênes du Collège en juin 1985, il délaissa sa carrière de professeur à l'Université de Toronto et sa pratique clinique. Provenant du monde universitaire tout en maintenant une pratique familiale, il avait une connaissance directe de ce qu'il appelait « le vent du changement ».

Le Dr Perkin a écrit et parlé abondamment pour inciter les médecins de famille à maintenir une pratique complète comprenant obstétrique, soins intrahospitaliers et travail aux services des urgences. Les programmes de résidence approuvés par le Collège continuaient d'offrir une formation dans tous ces domaines. Le Dr Perkin était également critique devant le nombre croissant de cliniques sans rendez-vous, lesquelles étaient l'antithèse de la continuité des soins et perturbaient la relation médecin-patient normale.

C'est en 1981 que le Collège a introduit son examen de Médecine d'urgence, en complémentarité avec la formation additionnelle offerte dans les programmes de résidence. Le programme d'auto-évaluation a continué de gagner en popularité au cours des années 1980. Le Maintien de la certifica-

that makes continuing education of its members mandatory. The College strives to improve the health of Canadians by promoting high standards of medical education and care in family practice, by contributing to public understanding of healthful living, by supporting ready access to family physician services, and by encouraging research and disseminating knowledge about family medicine.

Dr. Perkin's major thrust in the latter half of the 1980s was to build strong relationships with the other medical organizations in Canada and with sister organizations abroad, and to strengthen the links with the provincial chapters of the College and the

A five-year Southern Ontario hypertension study, published in 1986, concludes there is no difference in the reduction of stroke rates between family physicians receiving special training and management support and family physicians managing hypertensive patients in normal practice. The researchers are Dr. Ian McWhinney, Dr. Allan P. Donner, Dr. Martin J. Bass, Ms. Susan Hoddinott, and Dr. Jean-Anne Farmillo.

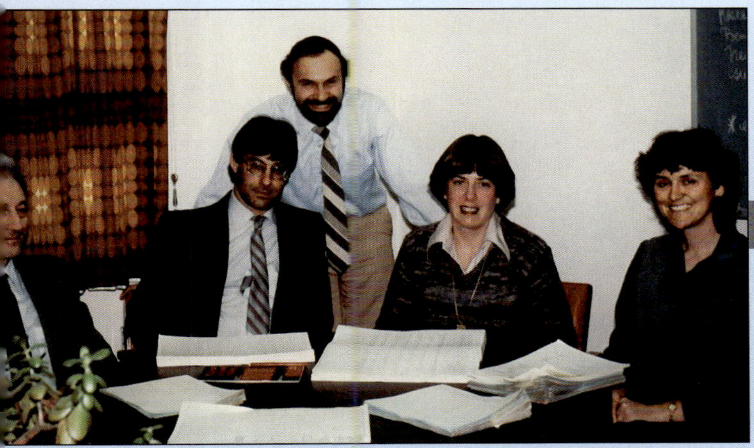

Une étude d'une durée de cinq ans, menée dans le sud-ouest de l'Ontario et publiée en 1986, conclut qu'il n'existe aucune différence en termes de réduction des taux d'accidents vasculaires cérébraux entre les médecins de famille ayant reçu une formation spéciale et disposant d'un soutien pour la prise en charge et les médecins de famille qui prennent charge de leurs patients hypertendus dans une pratique normale. Les chercheurs sont les Drs Ian McWhinney, Allan P. Donner, Martin J. Bass, Susan Hoddinott et Jean-Anne Farmillo.

Dr. Sharon Shafir (right) teaches residents in obstetrics at the University of Toronto. A 1987 survey of 1,338 practising family physicians in Ontario shows that those giving up obstetrics claim interference with family life, office interruption, rising insurance, and low financial incentives for their decision.

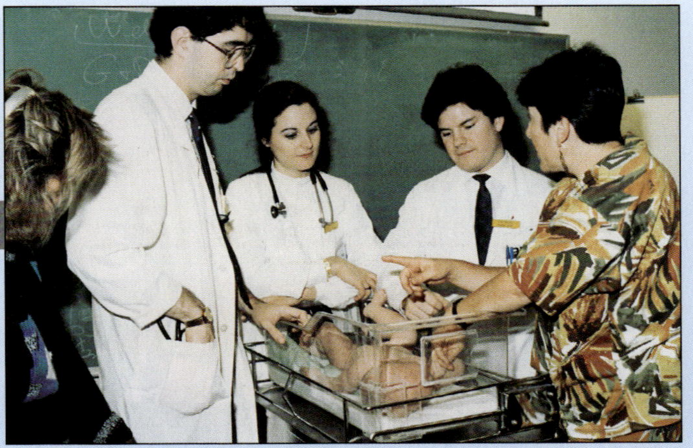

Dre Sharon Shafir (à droite) enseigne à des résidents en obstétrique à l'Université de Toronto. Une enquête menée en 1987 auprès de 1 338 médecins de famille exerçant en Ontario révèle que ceux qui abandonnent l'obstétrique donnent comme raisons l'interférence avec la vie familiale, la perturbation des visites au cabinet, le coût croissant de l'assurance responsabilité et la faiblesse des incitatifs financiers.

tion s'est ajouté à la trousse de FMC du Collège en 1980, tout comme le programme informatisé d'évaluation de la pratique en 1989. C'est également en 1989 que des membres résidents ont commencé à siéger au Conseil d'administration.

Quant à l'énoncé de mission du Collège, il a été rédigé en 1988.

Le Collège des médecins de famille du Canada est un organisme national constitué de médecins de famille dont l'adhésion est volontaire et qui impose à ses membres de parfaire leur formation médicale sur une base continue. Le Collège s'efforce d'améliorer la santé des Canadiens en encourageant l'excellence des normes éducatives touchant la formation et l'exercice de la médecine familiale, en contribuant à sensibiliser

university departments of family medicine. Regular conjoint meetings were instituted with the American Academy of Family Physicians and, in 1986, the College successfully bid to host the WONCA World Conference in Vancouver in 1992.

Dr. Perkin also challenged the underfunding of Canada's health care system, and the misdistribution of medicare funds, which was detrimental to family physicians. He also took exception to a federal/provincial study in the early 1980s that used inaccurate data to predict a surplus of 4,870 family physicians in Canada by 2000. These data were subsequently used by governments in the 1990s to reduce medical school enrolment and postgraduate training positions. The impact of these decisions is still being felt today.

In July 1987, the College bought a three-acre parcel of land in Mississauga, Ontario, near Toronto's Pearson Airport as the site for its future home. Today, the College occupies three floors of this site, called College Square. Also in 1987 Dr. Joan Bain of Willowdale, Ontario, became the first woman to assume the Presidency of the College. Since then, three other female doctors have become CFPC presidents—Dr. Cheri Bethune and Dr. Francine Lemire, both from Newfoundland, and Dr. Dominique Tessier from Montreal.

As the decade came to an end Dr. Perkin reiterated many of the concerns he noted in his first year as executive director of the College in 1985, but he was upbeat. Membership in the College was approaching 10,000 physicians (now more than 50 percent of Canada's family doctors) and more than 1,000 of them were university faculty members. Progress was being made in furthering the bilingual policy of the College. The residency training programs had expanded and were fully subscribed, but were still able to accommodate only 60 percent of those choosing a career in family medicine. More research was being done; NaReS

la population aux habitudes de vie saines, en favorisant l'accès immédiat aux services dispensés par les médecins de famille, en stimulant la recherche et en faisant connaître davantage la médecine familiale.

Une initiative importante du Dr Perkin dans la deuxième moitié des années 1980 fut de développer des relations solides avec les autres organisations médicales canadiennes et avec les organisations sœurs à l'étranger, et de renforcer les liens avec les sections provinciales du Collège et les départements universitaires de médecine familiale. Des rencontres régulières conjointes furent établies avec l'*American Academy of Family Physicians* et, en 1986, le Collège a réussi à devenir l'hôte de la Conférence mondiale WONCA tenue à Vancouver en 1992.

Le Dr Perkin a également insisté sur les questions de sous-financement du système canadien de soins de santé et de la mauvaise répartition des sommes allouées à l'assurance-maladie, au détriment des médecins de famille. Il a aussi désapprouvé une étude fédérale/provinciale menée au début des années 1980 qui avait utilisé des données erronées pour prédire un surplus de 4 870 médecins de famille au Canada en l'an 2000. Ces données furent ultérieurement utilisées par les gouvernements dans les années 1990 pour réduire les admissions dans les facultés de médecine et les postes dans les programmes de résidence. On ressent encore aujourd'hui l'impact de ces décisions.

En juillet 1987, le Collège achetait un terrain de trois acres dans la région de Mississauga, en Ontario, près de l'aéroport Pearson de Toronto, avec l'objectif d'y construire son futur siège social. Aujourd'hui, le Collège occupe trois étages de ce site, dénommé *College Square*. Également en 1987, Dre Joan Bain, de Willowdale, Ontario, devint la première femme à assumer la présidence du Collège. Depuis lors, trois autres femmes médecins sont devenues présidentes du CMFC—Dre Cheri Bethune et Dre Francine Lemire, toutes deux de Terre-Neuve, ainsi que Dre Dominique Tessier, de Montréal.

À la fin de cette décennie, le Dr Perkin passa en revue plusieurs des préoccupations qu'il avait soulevées au cours de sa première année à la direction du Collège; mais il était

was growing. CME programs were tackling increasingly prevalent and difficult medical issues such as the management of chronic pain and AIDS. But there were still many challenges ahead.

Family Health *magazine, launched in 1987 and written largely by family physicians, is a collaborative venture between the Alberta College of Family Physicians and the* Edmonton Journal.

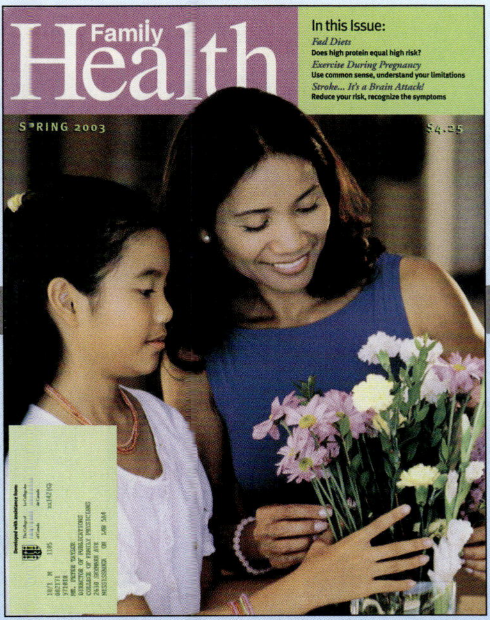

Le magazine Family Health, *lancé en 1987 et rédigé en grande partie par des médecins de famille, est une entreprise de collaboration entre la Section Alberta du Collège des médecins de famille et le* Edmonton Journal.

A measles outbreak in Quebec in 1989 kills four children and affects 10,400 patients, prompting the Canadian Public Health Association and the College of Family Physicians of Canada to distribute immunization information to health professionals across Canada.

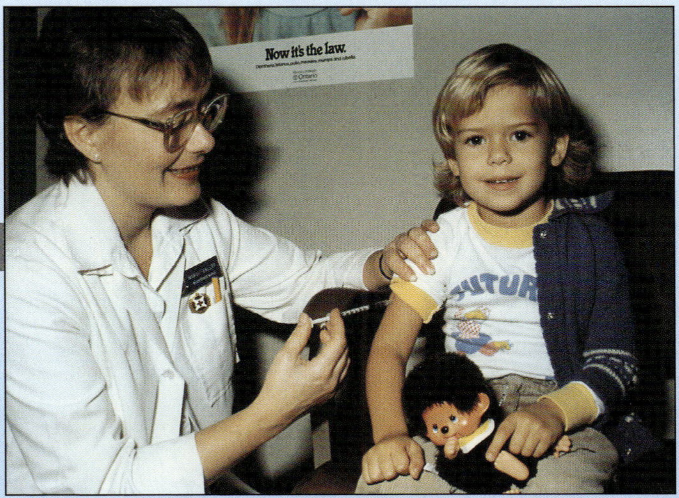

En 1989, une flambée de rougeole au Québec tue quatre enfants et en affecte 10 400 autres, incitant l'Association canadienne de santé publique et le Collège des médecins de famille du Canada à distribuer aux professionnels de la santé des quatre coins du pays de l'information concernant l'immunisation.

optimiste. Le nombre de membres du Collège approchait 10 000 médecins (ce qui représentait plus de 50 pour cent des médecins de famille du Canada) et plus de 1 000 d'entre eux étaient des professeurs d'université. Des progrès étaient réalisés dans la mise en application de la politique de bilinguisme du Collège. Les programmes de résidence étaient en expansion et tous les postes étaient comblés, mais le nombre alloué ne pouvait accommoder que 60 pour cent des étudiants ayant choisi la médecine familiale comme carrière. La recherche se développait et le NaReS connaissait une période de croissance. Les programmes de FMC s'attaquaient à des questions médicales de plus en plus prévalentes et difficiles comme la prise en charge de la douleur chronique et le sida. Il restait cependant de nombreux autres défis à relever.

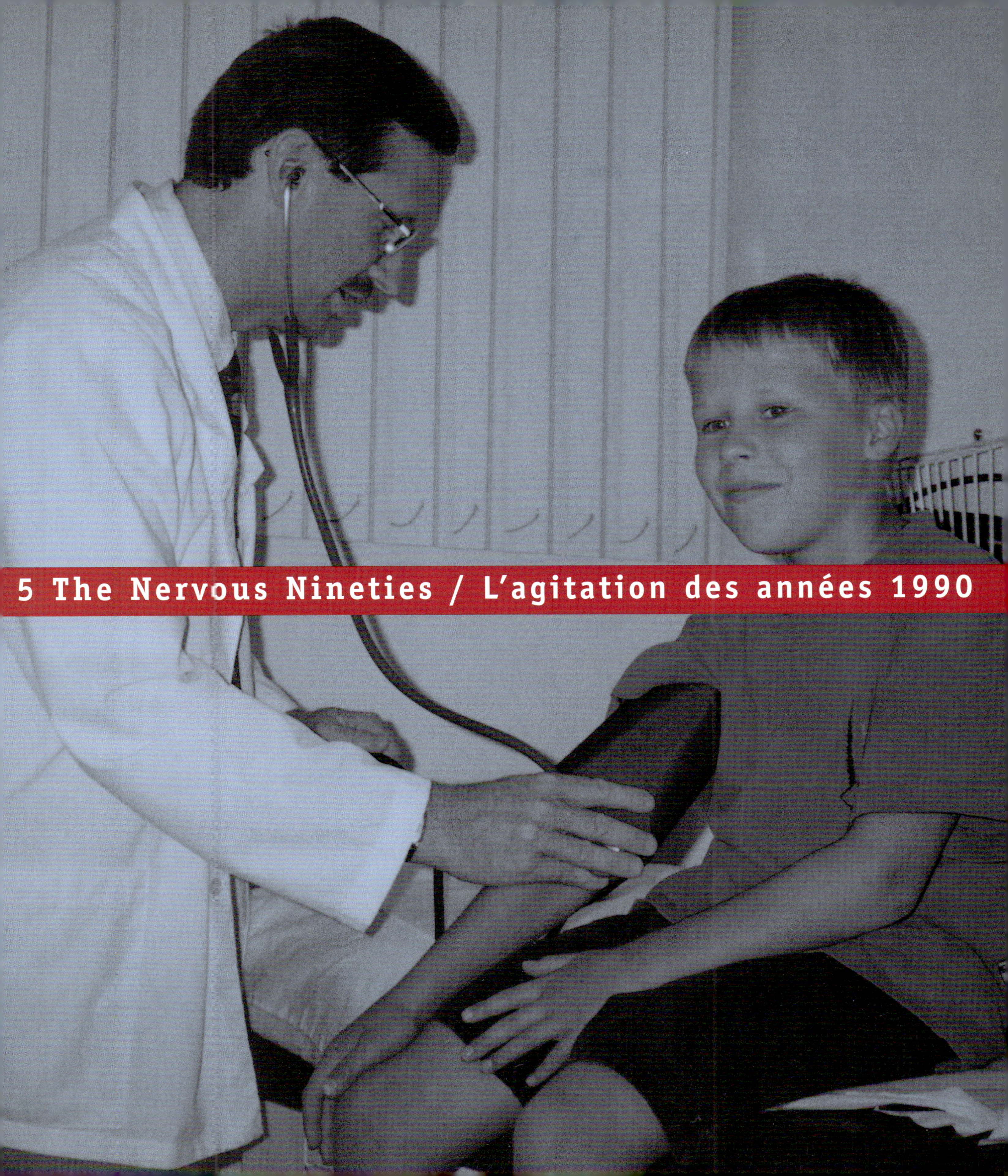

5 The Nervous Nineties / L'agitation des années 1990

ONLY ONE CANADIAN HOCKEY TEAM would win the Stanley Cup in the 1990s—the Montreal Canadiens in 1993—and long-suffering Toronto fans wondered if their beloved Maple Leafs would ever win it again. But in 1992, and again in 1993, the Toronto Blue Jays became the first and only Canadian team to win baseball's World Series. Once again Quebec voted for the status quo with the rest of Canada, but by only the slimmest of margins.

So many exciting events involving family physicians and the College occurred during the 1990s that it would be impossible to chronicle all of them. There were numerous continuing medical advances, but there was also the disturbing re-emergence of old diseases—for example, tuberculosis—requiring that all health care professionals stay up to date. Medical ethics also moved into the spotlight, particularly after Dolly the sheep was successfully cloned in Great Britain in 1997. The first group of baby boomers ran

UNE SEULE ÉQUIPE CANADIENNE DE HOCKEY gagnera la coupe Stanley dans les années 1990—les Canadiens de Montréal en 1993—et les partisans de Toronto, après de longues années d'attente, se demandaient si les Maple Leafs allaient un jour reconquérir la coupe. En 1992, et de nouveau en 1993, les Blue Jays de Toronto sont devenus la première et la seule équipe canadienne à gagner la série mondiale de base-ball. Encore une fois, le Québec votait en faveur du *statu quo* avec le reste du Canada, mais avec une très faible marge.

Il y eut tellement d'événements impliquant les médecins de famille et le Collège au cours des années 1990 qu'il serait impossible d'en faire une chronique complète. Bon nombre de progrès médicaux ont été réalisés; mais on a également constaté la réapparition troublante de vielles maladies—par exemple, la tuberculose—obligeant ainsi tous les professionnels de la santé à se remettre à jour. L'éthique médicale a également volé la vedette, particulièrement après la réussite du clonage de la brebis Dolly en Grande-Bretagne en 1997. Le premier groupe de la génération du baby-boom fonçait

Canadian Family Physician*'s November 1990 issue launches a bold redesign and becomes the 10th family medicine publication in the world to be listed in Index Medicus and MEDLINE on the MEDLARS (MEDical Literature Analysis and Retrieval System) database out of a total of 3,000 annually referenced publications.*

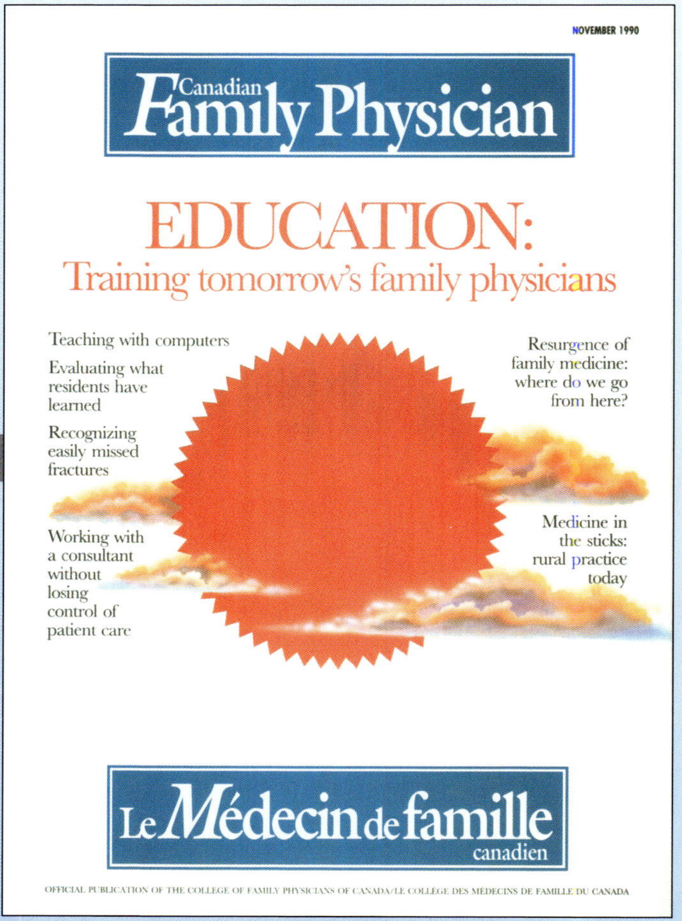

Avec le numéro de novembre 1990, Le Médecin de famille canadien *modifie complètement sa présentation et devient la 10e publication de médecine familiale à travers le monde à être fichée dans l'*Index Medicus *et MEDLINE dans la base de données MEDLARS (MEDical Literature Analysis and Retrieval System) sur un total annuel de 3 000 publications référencées.*

headlong into the half century mark during the 1990s, many of them experiencing the consequences of physical and emotional stresses to which they had been exposing themselves for years. Ailments such as fibromyalgia and chronic fatigue were being seen frequently by family physicians—syndromes that are often difficult to diagnose and even harder to treat. Increasing numbers of patients were seeking alternative therapies in hopes of relief or even a cure. Some of them were losing faith in the ability of traditional medicine to help them.

AIDS and Hepatitis C continued to be a major problem, despite thorough blood screening procedures and increased preventive measures. By the end of the decade AIDS had become pandemic, and continues to devastate parts of Asia, Africa, and the former Soviet Union. Tuberculosis became a problem again, particularly among immuno-suppressed patients who contracted strains that required long-term treatment with a variety of antibiotics. As we approached the new millennium many medical experts feared that more bacteria were becoming resistant to most, if not all, available antibiotics. Following guidelines developed by a medical consortium, including the College, many physicians became much more judicious in their use of these drugs. They also tried to teach patients not to insist on antibiotics unless absolutely necessary.

A major milestone for the College was the sod-

"College Square" officially opens on Friday, November 29, 1991, with Dr. Bruce Halliday (centre), 1971–72 president and 1975 Canadian Family Physician of the Year, cutting the ribbon, assisted by Dr. Reg L. Perkin, executive director.

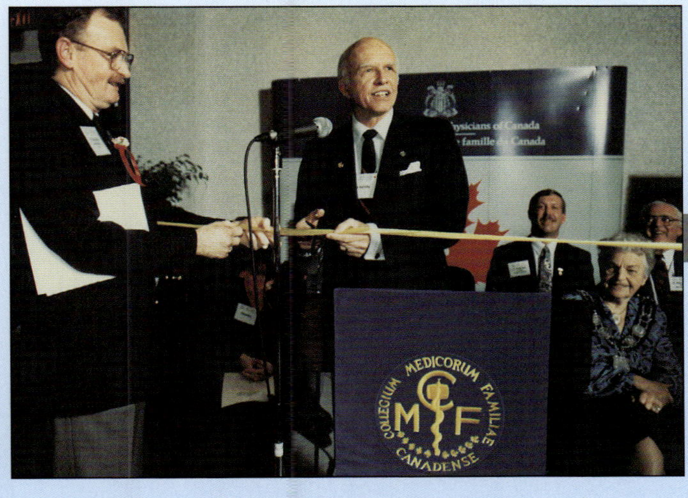

Le «College Square » ouvre officiellement ses portes le vendredi 29 novembre 1991, en présence du Dr Bruce Halliday (au centre), président en 1971–72 et Médecin de famille canadien de l'année en 1975 qui coupe le ruban, avec l'aide du Dr Reg L. Perkin, directeur général.

droit dans la marque du demi-siècle avec l'arrivée des années 1990; chez beaucoup d'entre eux, on notait déjà les conséquences des stress physiques et émotifs auxquels ils s'étaient exposés pendant des années. Des maux comme la fibromyalgie et la fatigue chronique devenaient monnaie courante dans les cabinets des médecins de famille—syndromes dont le diagnostic est souvent difficile et le traitement encore plus ardu. Un nombre croissant de patients recherchaient des thérapies alternatives dans l'espoir d'un soulagement et même d'une guérison. Certains d'entre eux avaient même perdu espoir d'obtenir l'aide de la médecine traditionnelle.

Le sida et l'hépatite C étaient toujours considérés comme des problèmes majeurs malgré le recours à des tests de dépistage sanguins complets et des mesures préventives accrues. Vers la fin de la décennie, le sida était devenu une pandémie; il continue de dévaster des régions de l'Asie, de l'Afrique et de l'ancienne Union soviétique. La tuberculose représentait, encore une fois, un problème important, particulièrement chez les patients immunodéprimés qui avaient contracté des souches microbiennes nécessitant un traitement à long terme avec une variété d'antibiotiques. À l'approche du nouveau millénaire, bon nombre d'experts craignaient qu'un plus grand nombre de bactéries deviennent résistantes à la plupart, sinon à tous les antibiotiques disponibles. Dans le respect des lignes directrices élaborées par un consortium médical auquel participait le Collège, de nombreux médecins ont commencé à faire un usage plus judicieux des ordonnances pour ce type de médicaments.

turning ceremony on June 28, 1990, marking the beginning of construction for the new CFPC offices in Mississauga, Ontario. The College moved into its new home in July 1991, and has been there since.

Despite the progress being made by the College to convince governments and civil servants of the significant role of family physicians in providing primary and continuous health care, Dr. Perkin expressed concern late in 1990 that some provincial governments continued to hold back funding required to expand family practice residency training programs. The Barer-Stoddart Report—prepared for the 1991 Federal/Provincial/Territorial Conference of Deputy Ministers of Health—recommended a 10 percent reduction in undergraduate medical school enrolment to maintain the projected population/physician ratio in Canada. Unfortunately, the data used by Barer and Stoddart were suspect; there would not be a surplus of physicians in future. The report also failed to recognize the importance of family practice residency training. Other political and economic challenges continued throughout the decade, forcing family physicians and the College to respond aggressively in the best interests of primary and continuing care across Canada.

Another significant challenge for family physicians in the 1990s, particularly older ones, was to move

Presenting a painting to the Royal College of Physicians and Surgeons of Canada for the opening of its new building in Ottawa are Dr. Reg L. Perkin, CFPC executive director; Dr. Gilles Hurteau, RCPSC executive director; the Honourable Benôit Bouchard, minister of National Health; Dr. Marco Terwiel, CFPC president; and Dr. John Burgess, RCPSC president.

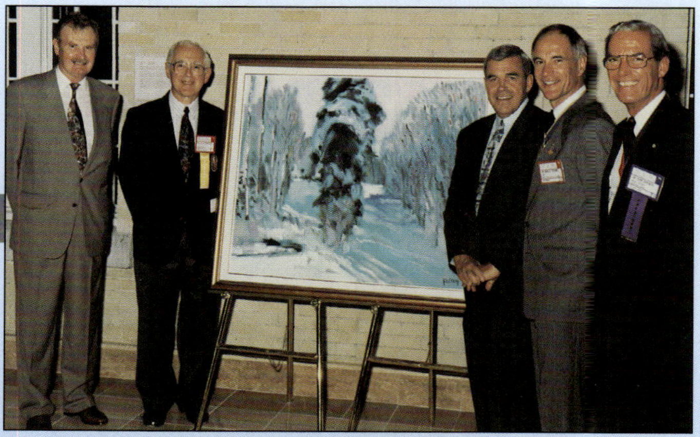

Pour cette présentation d'une peinture au Collège royal des médecins et chirurgiens du Canada à l'occasion de l'inauguration de son nouvel édifice à Ottawa, on retrouve le Dr Reg L. Perkin, directeur général du CMFC, le Dr Gilles Hurteau, directeur général du CRMCC, l'honorable Benoît Bouchard, ministre fédéral de la Santé, le Dr Marco Terwiel, président du CMFC et le Dr John Burgess, président du CRMCC.

Ils s'efforçaient également d'éduquer les patients à ne pas insister sur les antibiotiques à moins d'absolue nécessité.

L'un des événements marquants pour le Collège fut la cérémonie d'inauguration des travaux le 28 juin 1990, marquant le début de la construction du nouvel édifice abritant les bureaux du CMFC à Mississauga, Ontario. Le Collège a pris possession de ses nouveaux locaux en juillet 1991 et y est installé depuis ce temps.

Malgré les progrès réalisés par le Collège pour convaincre les gouvernements et les fonctionnaires du rôle important que jouent les médecins de famille dans la prestation des soins de première ligne et des soins continus, le Dr Perkin exprimait vers la fin de l'année 1990 sa préoccupation à l'effet que certains gouvernements provinciaux continuaient de s'opposer au financement requis pour l'expansion des programmes de résidence en médecine familiale. Le rapport Barer-Stoddart—préparé pour la conférence fédérale/provinciale/territoriale des sous-ministres de la Santé tenue en 1991—recommandait une réduction de 10 pour cent des admissions aux études prédoctorales dans les facultés de médecine afin de maintenir au Canada le ratio projeté de médecins/patients. Malheureusement, les données utilisées par Barer et Stoddart étaient douteuses; il n'y aurait pas de surplus de médecins dans le futur. De plus, le rapport n'a pas reconnu l'importance des programmes de résidence en médecine familiale. Cette décennie a continué de connaître d'autres défis politiques et économiques, forçant les médecins et le Collège à réagir énergiquement dans les

their office practices into the computer age. Despite the initial time and expense of setting up and learning new procedures, having computerized patient files and access to the latest medical information on the Internet can save the physician valuable time, and contributes to better patient care. The College and its provincial chapters have continuously attempted to provide help for its members wishing to computerize, and also worked hard throughout the nineties to develop its own website to better serve its members.

Thanks in part to the computer age, new research tools and interaction with peers became more accessible to family physicians. Those wishing to become involved with research projects could more readily coordinate activities with the College via its National Section of Researchers, the NaReS network, and numerous special projects. They could more easily become involved with projects involving university departments of family medicine, other practising family physicians interested in research, and colleagues in other relevant disciplines. All university Departments of Family Medicine were involved in research activities. Canadian family medicine researchers were also heavily involved in the North American Primary Care Research Group (NAPCRG).

Speaking to the CFPC Section of Teachers Meeting

Mr. Stephen Lewis, Canada's former ambassador to the United Nations and Ontario NDP leader, holds an audience of 3,000 physicians spellbound as a WONCA 1992 plenary speaker. In 2004, Maclean's *names Mr. Lewis its inaugural "Canadian of the Year."*

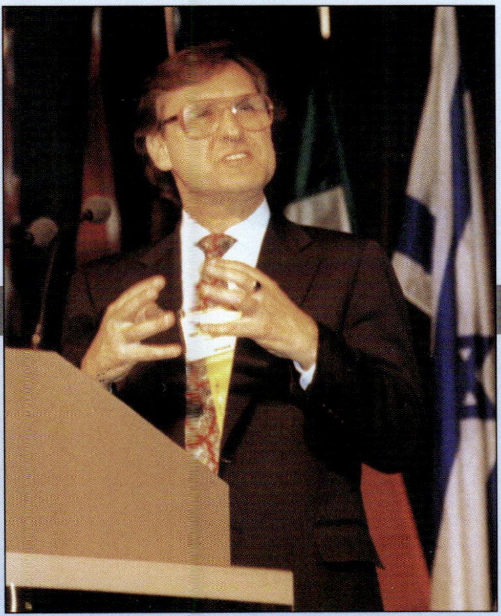

M. Stephen Lewis, ex-ambassadeur du Canada aux Nations-Unies et chef du NPD de l'Ontario, a charmé un auditoire de 3 000 médecins lors de la conférence plénière de WONCA en 1992. En 2004, monsieur Lewis est nommé le premier « Canadien de l'année » du magazine Maclean's.

meilleurs intérêts des soins de première ligne et des soins continus dans l'ensemble du Canada.

Un autre défi important attendait les médecins de famille, particulièrement les médecins plus âgés, dans les années 1990—celui de l'évolution de leur pratique en cabinet vers l'ère de l'informatique. Malgré l'investissement initial en termes de temps et d'argent pour l'installation et l'apprentissage de cette nouvelle technologie, l'informatisation des dossiers des patients et l'accès à l'information médicale la plus récente disponible sur Internet peuvent sauver beaucoup de temps et contribuer à améliorer les soins. Le Collège et ses sections provinciales ont continuellement tenté d'aider les membres désireux de se lancer dans la technologie informatique et ont investi beaucoup d'énergie, au cours des années 1990, pour développer leur propre site Web afin de mieux servir les membres.

L'ère informatique a, entre autres, facilité l'interaction avec les pairs et l'accès à de nouveaux outils de recherche pour les médecins de famille. Ceux qui désiraient s'impliquer dans des projets de recherche pouvaient plus facilement coordonner certaines activités avec le Collège par le biais de sa Section nationale des chercheurs, du réseau NaReS et de plusieurs projets spéciaux. Les intéressés pouvaient plus facilement participer à des projets impliquant les départements universitaires de médecine familiale, les autres médecins de famille praticiens intéressés par la recherche et d'autres collègues œuvrant dans des disciplines connexes. La

in 1994, Dr. Richard Spooner (CFPC President, 1994–95) said that "the heart of the College, the engine that drives us, is education." In 1995, in order to update the Continuing Medical Education (CME) program, the College introduced its MAINtenance of PROficiency (MAINPRO®) program. MAINPRO® is based on the principles of life-long, practice-based, self-directed learning; it defines the CME requirements for family physicians to maintain membership and certification in the College.

Changes to MAINPRO® have been introduced periodically to help meet the needs of College members, and to ensure the highest standards in CME of family physicians.

Also in education, the College incorporated the Patient-Centred Clinical Method into its Certification Examination process in 1992. Developed at the University of Western Ontario in the 1980s and early 1990s by Drs. Ian McWhinney, Wayne Weston, and others, the Method emphasizes holistic medicine, prevention and health promotion, and an enhanced patient-doctor relationship. Research showed that patient-centred care led to better recovery and more efficient use of medical resources.

In March 1996, Dr. Reg Perkin retired—family physician, teacher, and executive director of CFPC for 11 years. He was replaced by Dr. Cal Gutkin of

Dr. R. James Boyd, 1991–92 President, congratulates Dr. Alain V. Pavilanis who is receiving Fellowship in the College during WONCA 1992. Dr. Boyd chairs the College's 50th Anniversary Planning Committee in 2004 and Dr. Pavilanis is the 2004–05 President.

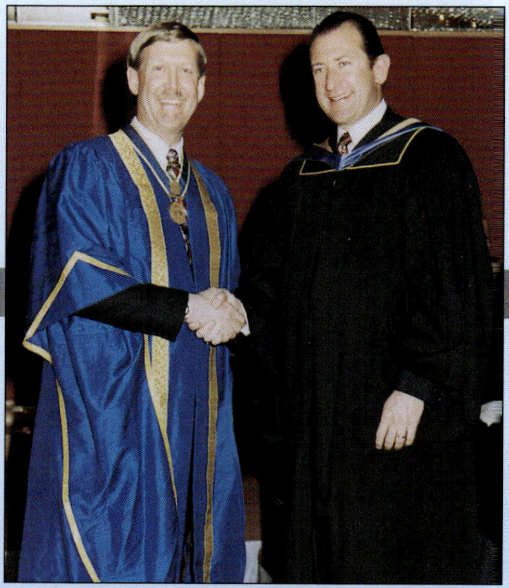

Le Dr R. James Boyd, président en 1991–92, félicite le Dr Alain V. Pavilanis qui reçoit le titre de fellow du Collège pendant la conférence WONCA de 1992. Le Dr Boyd préside le Comité de planification du 50e anniversaire du Collège en 2004 et le Dr Pavilanis est le président en 2004–05.

totalité des départements de médecine familiale étaient impliqués dans des activités de recherche. Les médecins de famille canadiens étaient également fortement impliqués dans le *North American Primary Care Research Group*(NAPCRG).

Dans sa présentation lors du colloque de la Section des enseignants du CMFC en 1994, le Dr Richard Spooner (président du CMFC en 1994–95) a affirmé que « l'éducation constitue le cœur du Collège et le moteur qui nous entraîne ». En 1995, afin de mettre à jour son programme de formation médicale continue (FMC), le Collège introduisait le programme MAINPRO® (MAINtien de la compétence PROfessionnelle). MAINPRO® s'inspire du principe de l'apprentissage autogéré, continu et basé sur la pratique; il définit les exigences de FMC des médecins de famille pour le maintien de la certification et de l'adhésion au Collège.

Des changements périodiques ont été apportés à MAINPRO® pour mieux répondre aux besoins des membres du Collège et pour s'assurer que la FMC destinée aux médecins de famille respecte les normes les plus élevées.

Également dans le domaine de l'éducation, le Collège a intégré, en 1992, la méthode clinique centrée sur le patient dans son processus d'examen de certification. Élaborée à l'Université de Western Ontario dans les années 1980 et au début des années 1990 par les Drs Ian McWhinney, Wayne Weston et leurs collègues, la méthode met l'accent sur la médecine holistique, la prévention et la promotion de la santé, ainsi que sur l'amélioration de la relation médecin-

Mississauga, a family physician who gave up his practice, emergency medicine duties, and his role as chief of staff of a large community hospital, to take the helm of the College. One of his earliest undertakings was The Janus Project—Family Physicians Meeting the Needs of Tomorrow's Society, which has been co-led by Dr. Nick Busing of Ottawa (CFPC president 1997–98). Janus developed out of a 1994 WONCA–World Health Organization (WHO) forum convened at the University of Western Ontario. It was attended by family physicians, government officials, educators, and citizens from around the world. They met to discuss how to make the education and practice of medicine more relevant to the needs of their populations. That conference concluded that family physicians should be playing a major role in providing and coordinating patient care in all countries.

The Janus Project has two goals: to develop a comprehensive database of the practices of Canada's family physicians; and to support ongoing educational and research programs for family physicians. The surveys of Canada's family doctors were carried out in 1998 and 2001, and confirmed the broad scope of services being provided by family doctors across the country—in urban, rural, and remote communities. They also verified the growing dissatisfaction and frustration of both family physicians and patients trying to access health care services across Canada. In 2004, the College's Janus survey became the cornerstone of the

Dr. Leslie Rourke of St. John's, NL, knows that teaching kids to "buckle up" before they get on their bikes can be a life-saving message.

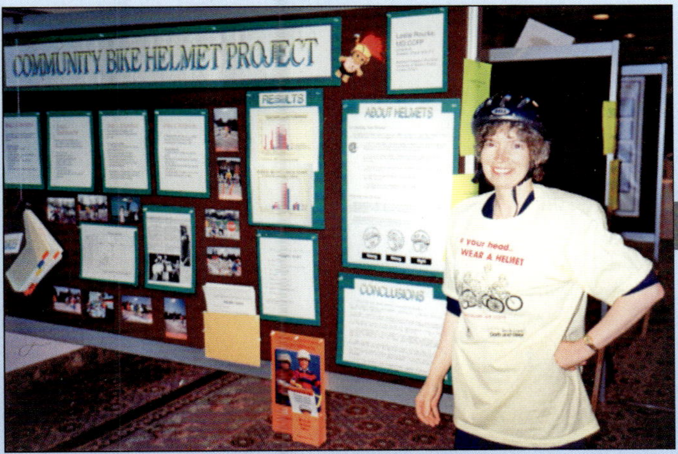

Dre Leslie Rourke de St. John's, Terre-Neuve, sait que d'enseigner aux jeunes de porter leur casque de sécurité avant d'enfourcher leur bicyclette peut sauver des vies.

patient. La recherche révèle que les soins centrés sur le patient contribuent à améliorer le rétablissement et l'utilisation efficiente des ressources médicales.

En mars 1996, le Dr Reg Perkin—médecin de famille, enseignant et directeur général du CMFC pendant 11 ans—prenait sa retraite. Il a été remplacé par le Dr Cal Gutkin de Mississauga, un médecin de famille qui a quitté sa pratique, ses responsabilités en médecine d'urgence et ses fonctions de directeur des services professionnels d'un grand centre hospitalier communautaire pour tenir la barre du Collège. L'une de ses premières entreprises fut le Projet Janus—aider les médecins de famille à répondre aux besoins de demain—projet codirigé par le Dr Nick Busing d'Ottawa (président du CMFC en 1997–98). Le projet Janus est le fruit du forum conjoint 1994 de WONCA et de l'Organisation mondiale de la santé (OMS) qui s'est déroulé à l'Université Western Ontario. Ce forum a regroupé des médecins de famille, des représentants des gouvernements, des éducateurs et des citoyens de tous les coins du monde. L'objectif du forum était de discuter des moyens pour que l'éducation et l'exercice de la médecine répondent davantage aux besoins de leurs populations. Cette conférence a conclu que les médecins de famille devraient jouer un rôle primordial dans la prestation et la coordination des soins dans tous les pays.

Le projet Janus comporte deux objectifs : développer une base de données complète sur les pratiques des médecins de famille au Canada et soutenir des programmes éducatifs et de recherche pour les médecins de famille. Les sondages menés en 1998 et en 2001 auprès des médecins de famille canadiens ont confirmé la vaste gamme de services dispensés par les médecins de famille aux quatre coins du pays, autant dans

first-ever study of the practices of all Canadian doctors—family physicians and all other specialists. The National Physician Survey (NPS) is a collaboration of the CFPC, the CMA, and the RCPSC.

Two exciting events occurred in space, in 1996 and 1998, that captured the attention of many Canadian family physicians and other Canadians. On June 20, 1996, with Dr. Gutkin and Dr. Cheri Bethune (CFPC president) representing the College at the Cape Canaveral launch, Dr. Robert Thirsk became the first CFPC member to blast off into space. Dr. Thirsk's mission aboard the shuttle *Columbia* lasted a lengthy 17 days, and he was in charge of conducting life and microgravity experiments that tested the effects of

The 1995 authors of Patient-Centered Medicine—Transforming the Clinical Method *are: Dr. Ian McWhinney, Dr. Judith Belle Brown, Dr. Carol McWilliam, Dr. Wayne Weston, Dr. Moira Stewart, and Dr. Tom Freeman, at the University of Western Ontario.*

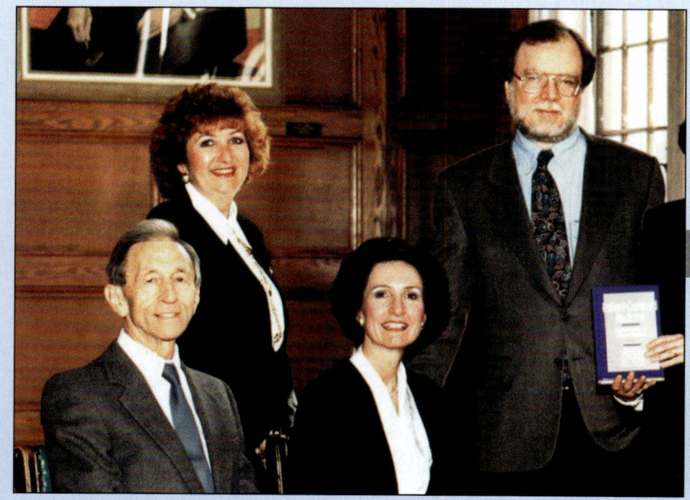

En 1995, les auteurs de Patient-Centered Medicine—Transforming the Clinical Method *sont : Dr Ian McWhinney, Dre Judith Belle Brown, Dre Carol McWilliam, Dr Wayne Weston, Dre Moira Stewart et Dr Tom Freeman de l'Université de Western Ontario.*

Dr. G. Richard Spooner of Edmonton, AB, gives the Presidential chain of office to Dr. Jean-Pierre Despins of St-Leonard d'Aston, QC, in 1995 with Dr. Reg L. Perkin's assistance. Dr. Despins' experience as Quebec Chapter President and Chair of the Research and Education Foundation makes him an international ambassador for family medicine.

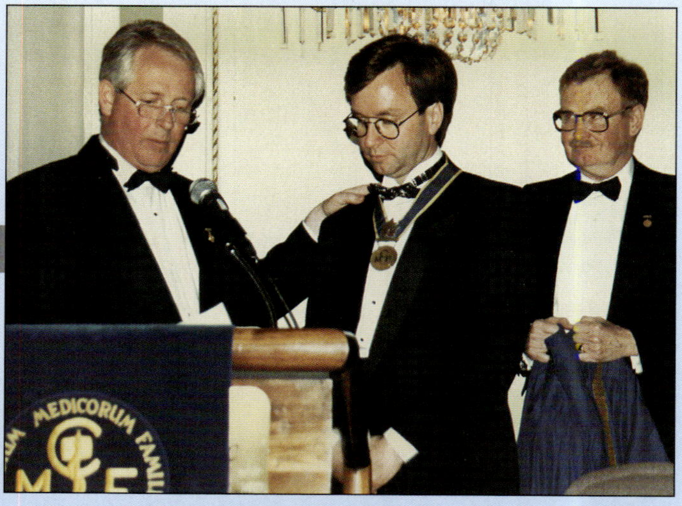

Le Dr G. Richard Spooner d'Edmonton, Alberta, remet la chaîne de fonction présidentielle au Dr Jean-Pierre Despins de St-Léonard d'Aston, Québec, en 1995, avec l'aide du Dr Reg L. Perkin. L'expérience du Dr Despins à titre de président de la Section Québec et de président de la Fondation pour la recherche et l'éducation en fait un ambassadeur international de la médecine familiale.

les collectivités urbaines que rurales et éloignées. Ces sondages ont également mis en évidence l'insatisfaction et la frustration croissantes autant des médecins de famille que des patients dans leurs démarches pour avoir accès aux services de soins de santé partout au Canada. En 2004, le sondage Janus du Collège est devenu la pierre angulaire de la première étude jamais réalisée sur les pratiques de tous les médecins canadiens—les médecins de famille et tous les autres spécialistes. Le Sondage national des médecins (SNM) est une collaboration du CMFC, de l'AMC et du CRMCC.

Deux événements majeurs, survenus dans l'espace en 1996 et en 1998, ont mobilisé l'attention de beaucoup de médecins de famille et d'autres Canadiens. Le 20 juin 1996, en présence du Dr Gutkin et de la Dre Cheri Bethune (présidente du CMFC) qui représentaient le Collège à la base de lancement de Cape Canaveral, le Dr Robert Thirsk est devenu

weightlessness on humans and other living organisms. Dr. Thirsk compared his research role on the shuttle mission, of collecting and communicating correct data for mission control, to that of a family physician/ primary caregiver who has comprehensive medical and social knowledge about each patient gathered over years of personal care.

On April 17, 1998, Dr. Dave Williams became the second member of the College to ride into space aboard the shuttle *Columbia*. This time Dr. Gutkin was present along with Dr. Nick Busing. Dr. Williams' mission lasted 16 days, during which time he did research in the neuroscience laboratory aboard the shuttle which was dedicated to neurological experiments. It was a future mission of the same *Columbia* shuttle that disintegrated upon return to earth from space in February 2003.

As the decade and the millennium drew to a close, many of the political and economic issues involving health care in Canada continued to occupy the minds of family physicians who were working long hours for often diminishing rewards. Hospital closings, downsizing, and shortened stays were resulting in more sick people requiring care at home or in other community settings, creating a greater work load for a diminishing cadre of family physicians. As Dr. Gutkin noted early in 1998, "the cumulative effect of older physicians who are reducing services

Says Dr. Cheri Bethune of St. John's, NL (1996–97 college president at the Board of Directors with Dr. Calvin Gutkin): "Our organization is nothing except for the family doctors who are the members of it."

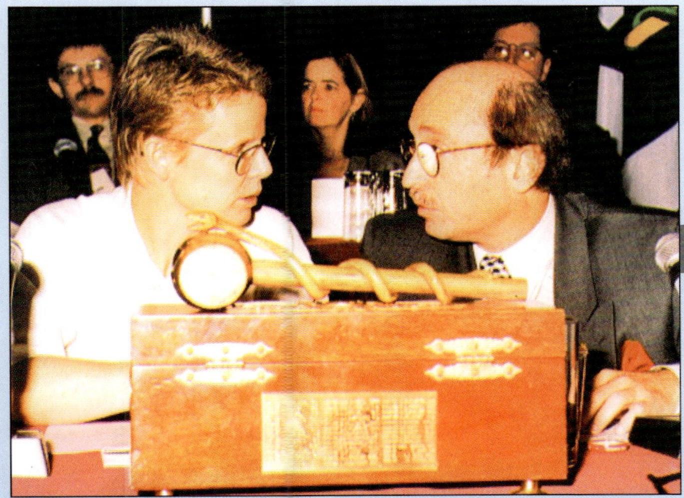

Comme le dit Dre Cheri Bethune de St. John's, Terre-Neuve (présidente du Collège en 1996–97, au Conseil d'administration avec le Dr Calvin Gutkin) : « Notre organisation existe seulement pour les médecins de famille qui en sont membres. »

le premier membre du CMFC à s'envoler dans l'espace. La mission du Dr Thirsk à bord de la navette *Columbia* a duré 17 jours; il était chargé de mener des expériences sur la vie et la microgravité qui mesuraient les effets de l'apesanteur sur les humains et les autres organismes vivants. Le Dr Thirsk a comparé son rôle de chercheur dans la mission de la navette, lequel consistait à recueillir et à communiquer des données exactes pour assurer le contrôle de la mission, à celui d'un médecin de famille/intervenant de première ligne qui possède, après des années de soins personnalisés, une connaissance médicale et sociale globale de chacun de ses patients.

Le 7 avril 1998, le Dr Dave Williams est devenu le deuxième membre du Collège à s'envoler dans l'espace à bord de la navette *Columbia*. Cette fois, le Dr Gutkin était en compagnie du Dr Nick Busing lors du lancement. La mission du Dr Williams a duré 16 jours au cours desquels il a effectué des recherches dans le laboratoire de neurosciences de la navette afin de procéder à des expériences neurologiques. C'est au cours d'une future mission que la même navette *Columbia* s'est désintégrée en février 2003 lors de son retour sur terre.

Vers la fin de la décennie et du millénaire, de nombreuses questions politiques et économiques touchant les soins de santé au Canada continuaient de préoccuper les médecins de famille qui travaillaient de longues heures dans un contexte souvent moins satisfaisant. La fermeture des hôpitaux, la réduction du nombre de lits et de la durée du séjour hospitalier ont eu pour effets d'accroître le nombre de

or retiring, middle-aged and younger physicians who are changing careers or leaving the country, and the ill-advised downsizing of Canadian medical schools and residency programs has become profound and is leading to a national physician resource crisis." This crisis was exacerbated by the inadequate number of two-year family medicine residency positions, resulting in about 285 fewer family doctors being produced in Canada every year since 1993.

The beginning of the new millennium would certainly be challenging!

Payload specialist and College member Robert B. Thirsk performs a test using the torque velocity dynamometer (TVD), measuring changes in muscle forces in his arm's bicep and tricep muscles. The TVD is also used to measure leg muscle forces and velocity at the ankle and elbow joints.

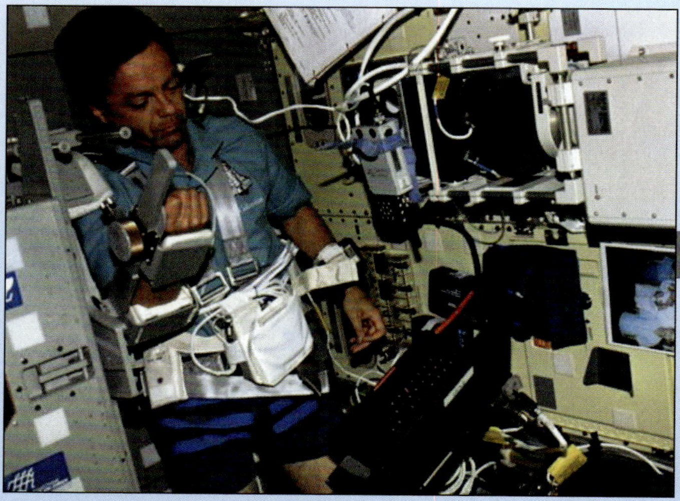

Spécialiste de la charge utile et membre du Collège, le Dr Robert B. Thirsk mène une expérience à l'aide d'un dynamomètre force-vitesse (DFV) qui mesure les changements de la force musculaire dans les muscles du biceps et du triceps. On utilise également le DFV pour mesurer les forces musculaires dans les jambes, ainsi que la vélocité au niveau des chevilles et des coudes.

Payload specialist Jay C. Buckley Jr. gathers data from astronaut and College member Dafydd (Dave) Rhys Williams in the Lower Body Negative Pressure Device. Columbia*'s 1998 Neurolab Mission payload includes eight astronauts, 18 mice, 1,514 crickets, 135 snails, 152 rats, and 233 fish.*

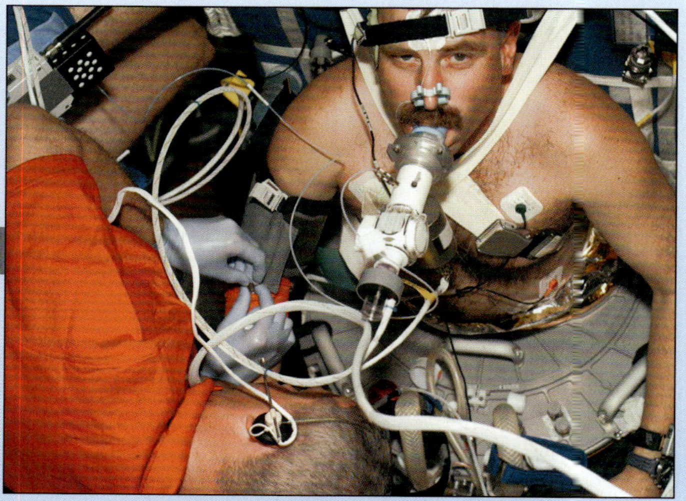

Le spécialiste de la charge utile Jay C. Buckley Jr recueille des données transmises par l'astronaute et membre du Collège Dafydd (Dave) Rhys Williams sur le système de dépressurisation de la partie inférieure du corps. En 1998, la charge utile de la mission Neurolab de la navette Columbia *comprend huit astronautes, 18 souris, 1514 grillons, 135 escargots, 152 rats et 233 poissons.*

personnes malades nécessitant des soins à domicile ou dans d'autres établissements communautaires, ajoutant ainsi à la charge de travail imposée aux médecins de famille en pénurie croissante. Comme le notait le Dr Gutkin au début de 1998, « l'effet cumulatif des médecins plus âgés qui réduisent leurs services ou qui prennent leur retraite, des médecins plus jeunes et d'âge moyen qui changent de carrière ou qui quittent le pays et la décision peu judicieuse de réduire les admissions dans les facultés de médecine canadiennes et dans les programmes de résidence a eu des conséquences profondes et a entraîné une crise nationale entourant les effectifs médicaux. » Cette crise a été exacerbée par le nombre insuffisant de postes dans les programmes de résidence en médecine familiale d'une durée de deux ans; depuis 1993, il

Delivering babies, managing dialysis patients, coping with rising stress and dwindling resources—all these things still must be done by family doctors without electricity during the 1998 ice storm.

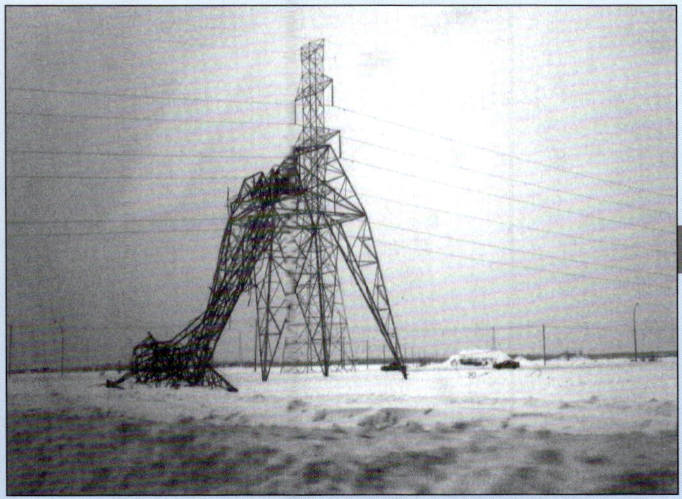

Accoucher des bébés, prendre en charge des patients sous dialyse, affronter le stress dans un contexte de diminution des ressources—toutes ces activités des médecins de famille doivent se poursuivre sans électricité pendant la tempête de verglas de 1998.

en est résulté un déficit annuel de 285 médecins de famille qui n'ont pas été formés.

Le début du nouveau millénaire allait certainement comporter de nombreux défis !

During a house call, Dr. Hans P. Berkhout photographs "Mrs. G.," who is as old as the century she has lived through, and Canadian Family Physician *honours the International Year of Older Persons on its last cover of the century.*

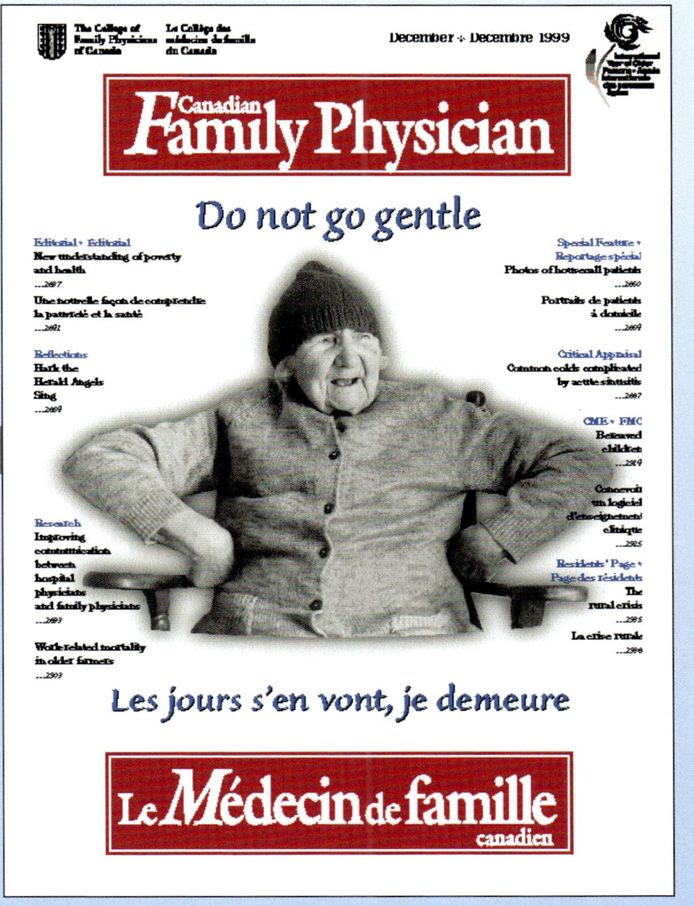

Lors d'une visite à domicile, le Dr Hans P. Berkhout photographie « Mme G., » aussi vieille que le siècle qui se termine, et le Médecin de famille canadien *honore l'Année internationale des personnes âgées dans son dernier numéro du siècle.*

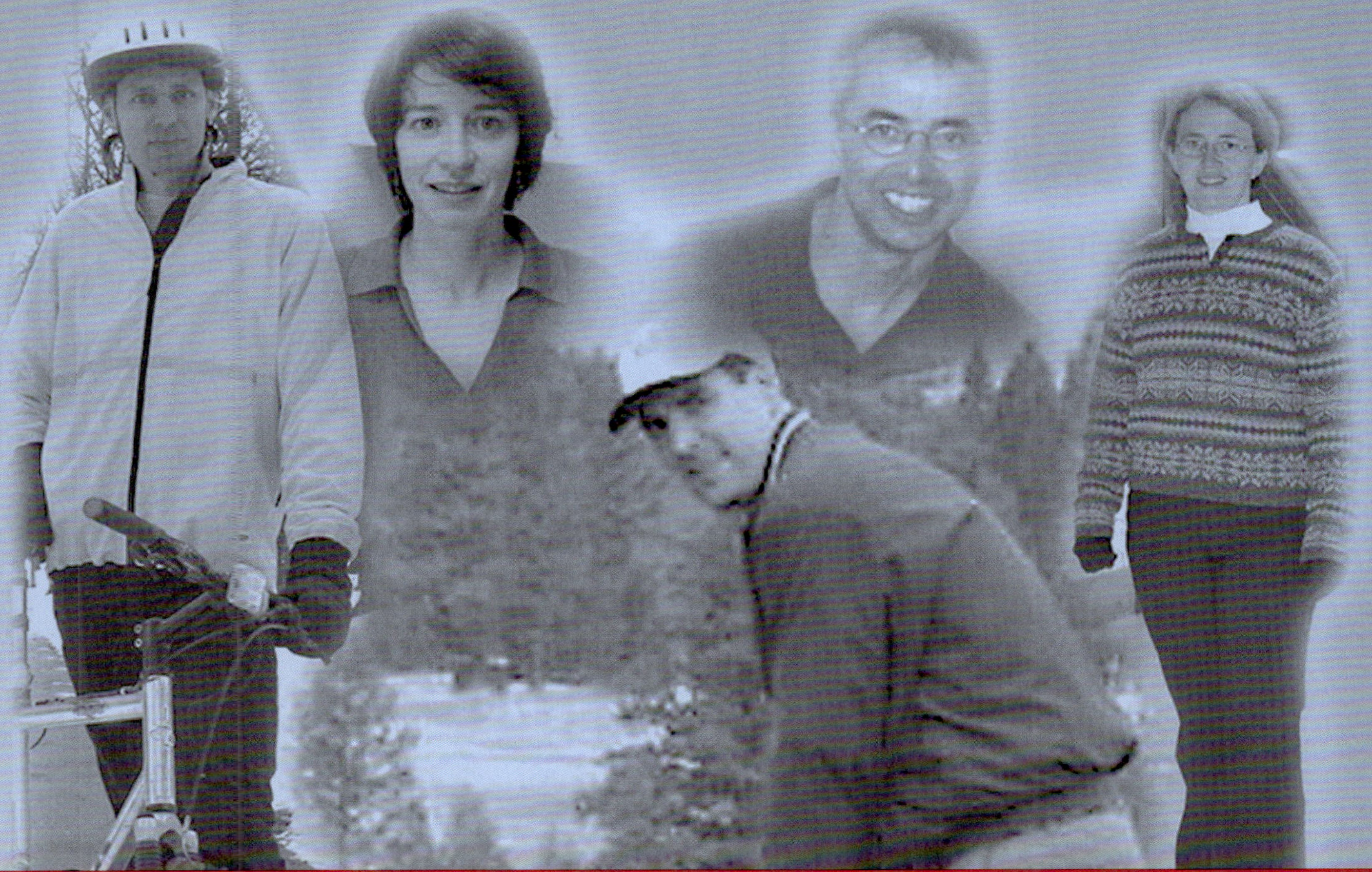

6 The New Millennium / Le nouveau millénaire

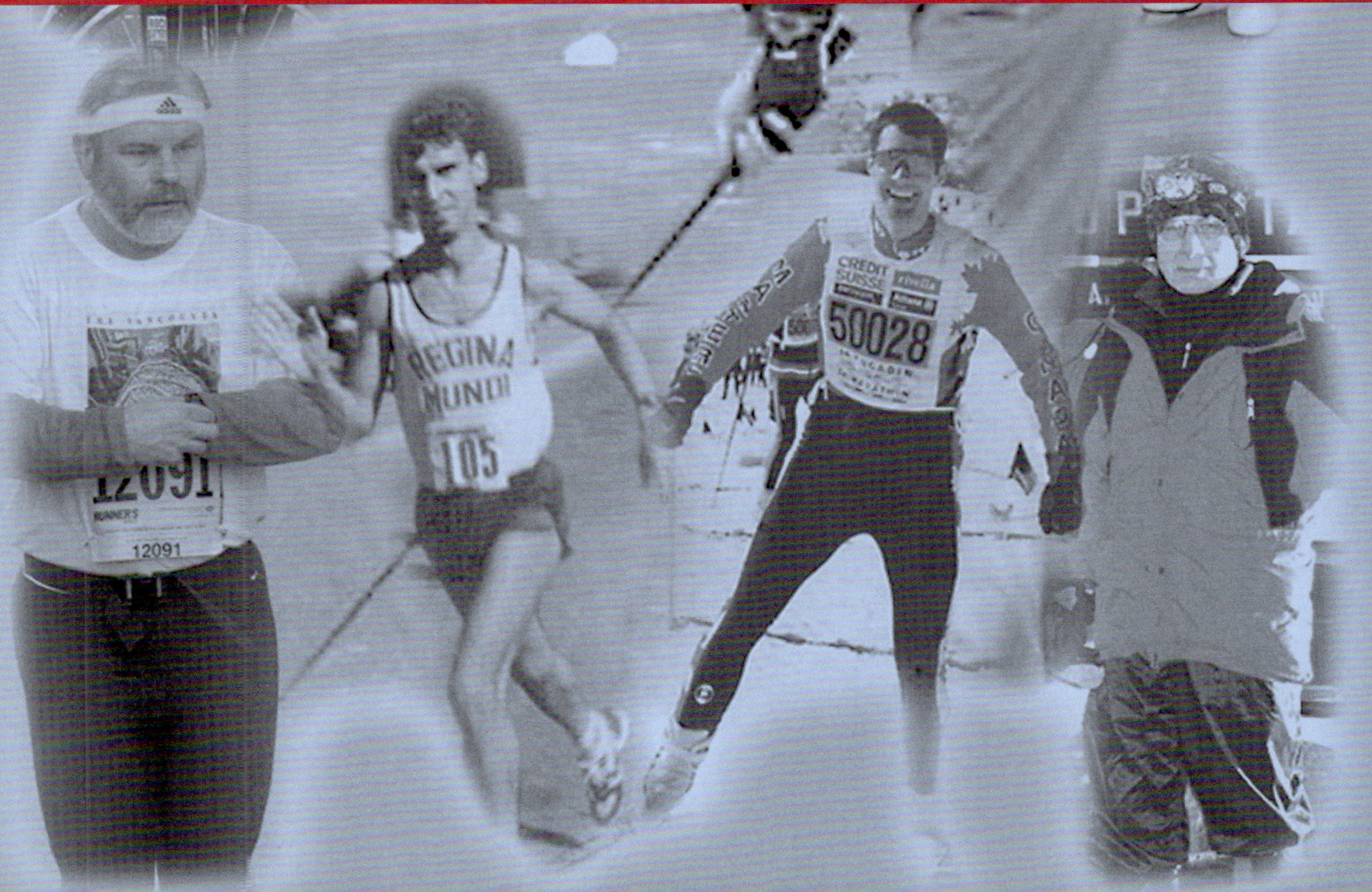

WHAT A BEGINNING to the new millennium! The year 2000 arrived without a Y2K meltdown, and passed fairly uneventfully. But the events of September 11, 2001, changed the world, perhaps forever. For those people who had never heard of Osama bin Laden or the Taliban, and did not know exactly where in the world Afghanistan was, the terrorist attacks on the World Trade Center, in New York, and the Pentagon, in Washington, were the beginning of a painful education. Within hours of these historic events, the College was in touch with its great friends at the American Academy of Family Physicians expressing condolences and offering to help family physicians and their patients across the US in whatever way possible. However, Canadians were far from spared by this tragedy. Many lost loved ones in New York and millions more were traumatized by the unfolding events that were continuously replayed for them on television. The College joined forces with the CMA and other health care associations to form the Canadian Mental Health Support Network to develop and distribute information as quickly as possible to help the Canadian public and health care professionals deal with this crisis. The role of family physicians in communities across Canada and the US was never more important. As Dr. Gutkin noted, "for patients trying to cope with the physical and psychological symptoms triggered by the stress of times like these, there can be no one better to turn to than the physician who knows them best—their family doctor."

Post 9/11, disturbing information began to emerge suggesting that terrorist groups like al-Qaeda, and despised leaders like Saddam Hussein, were apparently contemplating biological and chemical attacks against their enemies. This information added to the anxiety experienced by many. However, when a biological attack did occur, it came in the guise of a lone unsuspecting traveller returning from a trip to the Far East.

QUEL DÉBUT pour un nouveau millénaire ! Le cap de l'année 2000 a été franchi sans que tout s'effondre et sans incident majeur. Mais les événements du 11 septembre 2001 ont changé le monde, peut-être à tout jamais. Pour ceux qui n'avaient pas encore entendu parler d'Osama Ben Laden ou des Talibans et qui ne savaient pas précisément où était l'Afghanistan, les attaques terroristes contre les tours du *World Trade Center* à New York et le Pentagone à Washington constituaient le début d'une leçon douloureuse. Moins de quelques heures après ces événements historiques, le Collège prenait contact avec ses bons amis de l'*American Academy of Family Physicians* pour exprimer ses condoléances et pour offrir une aide aux médecins de famille et à leurs patients des États-Unis, de quelque façon que ce soit. Toutefois, les Canadiens étaient loin d'avoir été épargnés par cette tragédie. Ces événements que l'on présentait continuellement à la télévision ont causé la perte de nombreux êtres chers à New York et des traumatismes chez des millions d'autres. Le Collège a collaboré avec l'AMC et d'autres associations de soins de santé pour former le *Canadian Mental Health Support Network* afin d'élaborer et de distribuer de l'information aussi rapidement que possible pour aider la population canadienne et les professionnels de la santé à surmonter la crise. Le rôle des médecins de famille dans les communautés canadiennes et aux États-Unis n'a jamais été aussi important. Comme le notait le Dr Gutkin: « Pour les patients aux prises avec des symptômes physiques et psychologiques déclenchés par le stress d'événements comme ceux-là, il n'y a pas de meilleure personne vers qui se tourner que le médecin qui vous connaît le mieux—votre médecin de famille. »

Dans la foulée du 11 septembre, des informations troublantes ont commencé à filtrer à l'effet que des groupes terroristes, par exemple al-Qaeda, et certains chefs détestés comme Saddam Hussein, envisageaient apparemment des attaques biologiques et chimiques contre leurs ennemis. Ces informations venaient ajouter à l'anxiété vécue par beaucoup de personnes. Toutefois, lors de la survenue d'une attaque biologique, celle-ci fut l'œuvre d'un seul voyageur qui revenait d'un voyage en Extrême-Orient et ne faisait l'objet d'aucun soupçon.

In February 2003, a 78-year-old woman returned to Toronto from a visit to Hong Kong. She had stayed in a hotel at the same time as a professor from China, a man subsequently identified as having passed on the disease—now known as SARS (Severe Acute Respiratory Syndrome)—to those with whom he somehow came into contact at the hotel. She became gravely ill back in Toronto, and died March 5th. Eight days later, her son, who had been caring for her, died of SARS in a Toronto hospital, and the man who shared a room with him at the hospital died 10 days later. For the next three months the city was ravaged by two waves of the disease. The final death toll was 44, including two nurses and a family physician, Dr. Nestor Yanga, who became ill after treating a patient who turned out to have SARS.

The physical, emotional, and economic toll on most Torontonians was overwhelming. At times during the crisis, many hospitals were almost completely closed throughout the city. Quietly, and without fanfare, family physicians of the Greater Toronto Area became the vanguards of the health care system. They cared for thousands of patients unable to access care anywhere else, doing so without much in the way of infrastructure supports, and never knowing which patients they were examining might be carrying the SARS virus. In November 2003, several of these Toronto-area family doctors were honoured by the Ontario College of Family Physicians for the heroic role they played in caring for the public during this

Micah Simcoff and Shandis Price, both family medicine residents at the University of Manitoba, demonstrate how "web-savvy" family medicine residency programs have become.

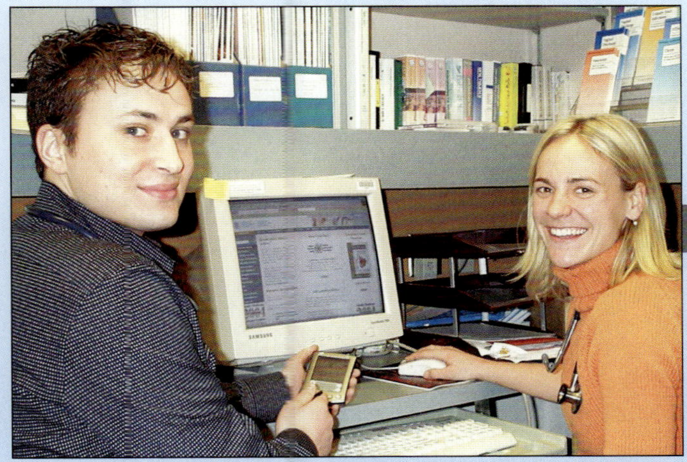

Micah Simcoff et Shandis Price, tous deux résidents de l'Université du Manitoba, démontrent à quel point les programmes de résidence en médecine familiale ont intégré les technologies de l'information.

En février 2003, une femme de 78 ans est revenue à Toronto après un voyage à Hong Kong. Elle avait séjourné dans un hôtel en même temps qu'un professeur provenant de la Chine, un homme subséquemment identifié pour avoir transmis la maladie—maintenant connue sous le nom de SRAS (syndrome respiratoire aigu sévère)—à ceux avec qui il était venu en contact à l'hôtel. À son retour à Toronto, elle est devenue gravement malade et elle est décédée le 5 mars. Huit jours plus tard, son fils, qui lui avait prodigué des soins, mourait également du SRAS dans un hôpital de Toronto. L'homme qui avait partagé sa chambre d'hôpital est décédé dix jours plus tard. Au cours des trois mois suivants, la ville a été ravagée par deux vagues de cette maladie. Le bilan total des décès s'est élevé à 44, y compris deux infirmières et un médecin de famille, le Dr Nestor Yanga, qui est devenu malade après avoir traité un patient dont le diagnostic s'est avéré être le SRAS.

Le bilan physique, émotionnel et économique pour la plupart des Torontois a été désastreux. À certaines périodes durant la crise, de nombreux hôpitaux de la ville étaient presque complètement fermés. Discrètement et sans fanfare, les médecins de famille du Toronto métropolitain sont devenus l'avant-garde du système de soins de santé. Ils ont traité des milliers de patients qui n'avaient aucun autre accès à des soins, sans soutien véritable de la part des infrastructures et ne sachant jamais quels patients pouvaient être porteurs du virus du SRAS. En novembre 2003, plusieurs de ces médecins de famille de la région de Toronto ont été honorés par le Collège des médecins de famille de l'Ontario pour leur rôle héroïque auprès de la population pendant cette crise. Le Dr Yanga fut l'un de ceux qui ont été honorés.

been on the front burner, particularly since the deficit in physicians became acute. The College has advocated consistently for the resources needed to assess and train these international physicians so that they will have a fair chance to practise medicine in Canada and help improve access for Canadians to the medical services they need. The College welcomes international graduates as members and is seeking support to help enable these doctors to pass the College's Certification Examination in Family Medicine so that they will be able to proudly add the credential CCFP (Certificant of the College of Family Physicians of Canada) to their names. This special designation has now been earned by 80 percent of the College's nearly 17,000 family physician members.

Since 1957, the College has held an Annual Scientific Assembly (ASA) offering its members across Canada the opportunity to meet and share their experiences while advancing their education. In 2000, it was decided to create a new dynamic, and to grow this important annual meeting by combining the ASA with the annual workshops of the College's Sections of Teachers and Researchers, and whenever possible, the ASA of the chapter in the province where the national meeting was being held. This combined assembly—now called Family Medicine Forum (FMF)—has become one of the largest continuing medical education meetings for Canadian physicians. The number of family physician registrants has increased

"Singing for their supper" at the 2003 National CFPC Summit Meeting in Ontario, four summiteers—Dr. Connie Le Blanc, Dr. Peter Newbery, Mr. Peter Taylor, and Dr. Ruth Wilson—regale their colleagues with an impromptu harmony of "O CFP."

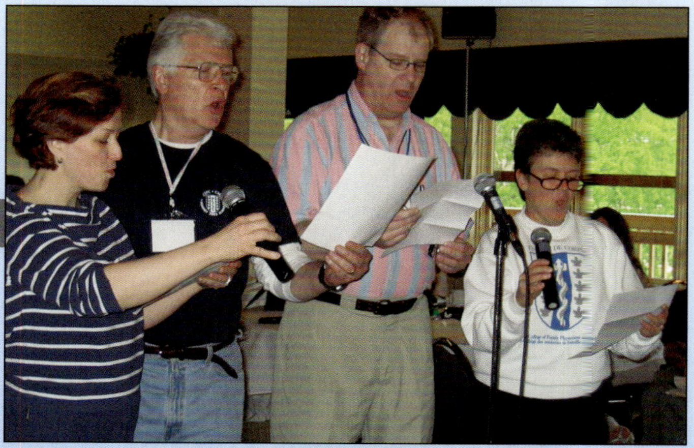

Quatre participants au Sommet national 2003 du CMFC en Ontario « chantent pour leur souper » : Dre Connie Le Blanc, Dr Peter Newbery, M. Peter Taylor et Dre Ruth Wilson offrent à leurs collègues une harmonisation impromptue de « O CFP ».

La question d'intégrer dans le système canadien de soins de santé les médecins formés à l'étranger a également été à l'avant-scène, particulièrement depuis que la pénurie de médecins est devenue un problème aigu. Le Collège a constamment préconisé l'attribution de ressources pour évaluer et former ces médecins internationaux de sorte qu'ils puissent profiter d'une chance égale d'exercer la médecine au Canada et ainsi contribuer à améliorer l'accessibilité des Canadiens aux services médicaux nécessités par leur état.
Le Collège accueille chaleureusement dans ses rangs les diplômés internationaux et est à la recherche d'appuis pour permettre à ces médecins de se présenter à l'examen de Certification en médecine familiale du Collège et pouvoir ajouter à leur nom le titre CCMF (certifié du Collège des médecins de famille du Canada). Cette désignation spéciale, maintenant reconnue, est maintenue par 80 pour cent des 17 000 médecins de famille membres du Collège.

Depuis 1957, le Collège tient une Assemblée scientifique annuelle (ASA), pour offrir à ses membres des quatre coins du pays l'occasion de se rencontrer et de partager leurs expériences tout en se perfectionnant. En 2000, il fut décidé de créer une nouvelle dynamique et de donner une importance accrue à cette assemblée annuelle en combinant l'ASA aux colloques annuels de la Section des enseignants et la Section des chercheurs et, lorsque possible, à l'ASA de la section provinciale où se tient l'assemblée nationale. Cette assemblée combinée, dénommée maintenant le Forum en médecine familiale (FMF), est devenue l'une des réunions de FMC les plus importantes pour les médecins canadiens. Le nombre de médecins de famille inscrits est passé de 500 en

from 500 in 1999 to over 1,200 in Montreal in 2002 and 1,300 in Calgary in 2003. Over 1,500 are expected to attend FMF in Toronto in 2004.

In 2000, recognizing the need to increase the focus on training more family doctors to serve rural and remote populations, the College worked closely with the Society of Rural Physicians of Canada to develop new curriculum objectives for training rural doctors. In 2003, the College launched its enhanced website to provide members Internet access to information and communications of benefit to their practices, and to help them meet many of their CME and Continuing Professional Development needs. MAINPRO®, the College's program of life-long learning, continued to be fine-tuned, particularly to attempt to meet the needs of those practising in rural communities where access to major onsite meetings is more of a challenge.

The research commitment of family physicians has also continued to grow in the new millennium. Through NaReS, the College's national research system, over a quarter of all College members have now taken part in research studies related to a wide variety of concerns, such as influenza, diabetes, hepatitis C, and even one study looking at how to develop a Canadian bioterrorism surveillance system. In March 2003, the

Celebrating the Research and Education Foundation's (REF) new Donor Appreciation Wall and $4.1 million in total donations are: Dr. Dominique Tessier, REF director and 2002–2003 president; Mrs. Diana Fowler LeBlanc, public member of the College Board; Dr. Calvin Gutkin, executive director and CEO; and Mrs. Mina Grossman-Ianni, public member of the College Board.

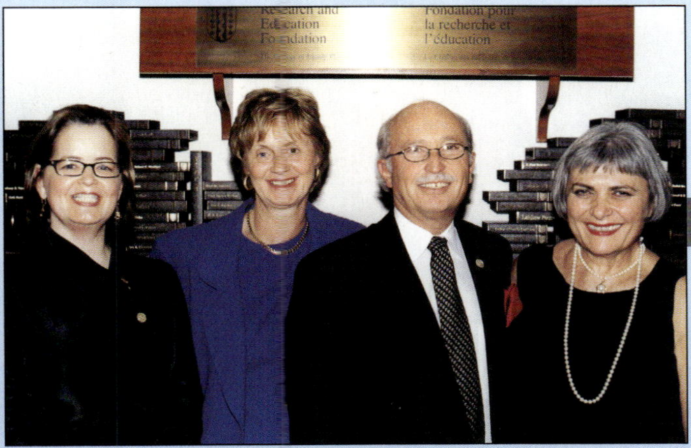

Pour célébrer le nouveau Tableau d'appréciation des donateurs de la Fondation pour la recherche et l'éducation (FRÉ) et le total des dons d'un montant de 4,1 millions $, on retrouve : Dre Dominique Tessier, directrice de la FRÉ et présidente en 2002–2003, Mme Diana Fowler LeBlanc, représentante du public au Conseil d'administration du Collège, Dr Calvin Gutkin, directeur général et chef de la direction, et Mme Mina Grossman-Ianni, représentante du public au Conseil d'administration du Collège.

1999 à plus de 1 200 à Montréal en 2002 et à 1 300 à Calgary en 2003. On attend plus de 1 500 participants au FMF de Toronto en 2004.

En 2000, reconnaissant le besoin d'insister davantage sur la formation d'un plus grand nombre de médecins de famille pour desservir les populations rurales et éloignées, le Collège a collaboré étroitement avec la Société de médecine rurale du Canada afin d'élaborer les objectifs d'un nouveau curriculum pour une formation destinée à l'exercice en milieu rural. En 2003, le Collège améliorait son site Web dans le but d'offrir aux membres un accès Internet à l'information et aux communications utiles pour leurs pratiques, et les aider à répondre à leurs besoins de FMC et de développement professionnel continu. MAINPRO®, le programme du Collège visant l'apprentissage continu, a continué de s'améliorer, particulièrement pour répondre aux besoins de ceux qui exercent en milieu rural où l'accès local à des rencontres d'importance représente davantage un défi.

L'implication en recherche des médecins de famille s'est également accentuée dans le nouveau millénaire. Grâce au NaReS, le système national de recherche du Collège, plus du quart des membres du Collège ont maintenant participé à des études de recherche touchant une grande variété de sujets de préoccupation, notamment l'influenza, le diabète, l'hépatite C et même une étude sur les moyens de développer un système canadien de surveillance du bioterrorisme. En mars 2003, le

CFPC was one of the sponsors of a WONCA meeting in Kingston, Ontario, hosting family medicine researchers from 34 countries to study how to improve health globally. The vision of College leaders over the years to see its members not only active in clinical practice but also, very importantly, active as teachers and researchers has moved closer to reality.

To help the public access reliable information about a broad cross-section of health and medical issues, the College has developed, in collaboration with its sister organization in the US (the American Academy of Family Physicians), an extensive patient information program called "Health Notes from Your Family Doctor." This information, originally available in brochure form, is now fully accessible on the College's website, where it can be downloaded by family physicians and their patients. It has also appeared as a quarterly feature in two major Canadian magazines—*Canadian Living* and *Coupe de pouce*—under the title "Ask Your Family Doctor." This project is one

At PEI's Prince County Hospital, Michael Ramsay knows that visiting Dr. Bill Walker is more than getting needles and having his temperature taken—it's a chance to talk about growing up to be a doctor, too.

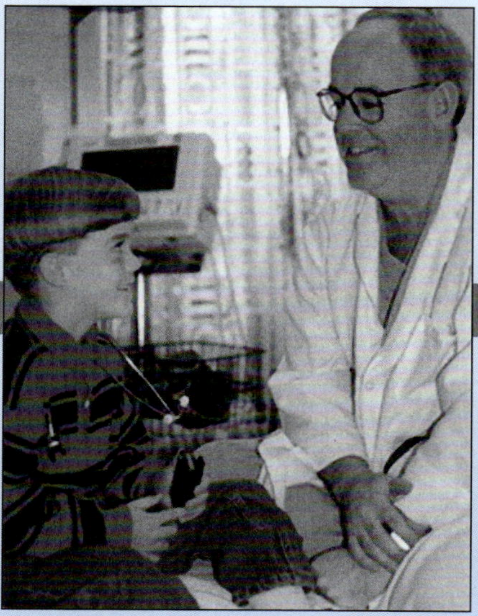

Au Prince County Hospital de l'Île-du-Prince-Édouard, Michael Ramsay sait qu'une visite chez le Dr Bill Walker signifie beaucoup plus que de recevoir des injections et de faire prendre sa température—c'est également une chance de parler de son développement et de son rêve de devenir médecin.

Routine check-ups and continuity of care are two of the hallmarks of family medical care as Dr. Alice Bluemke of Mississauga, ON, knows, seen here taking a patient's blood pressure reading.

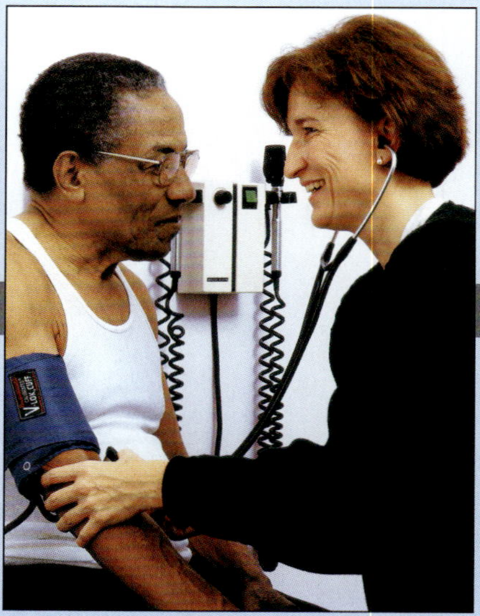

Les examens périodiques de santé et la continuité des soins sont deux caractéristiques importantes des soins dispensés en médecine familiale, comme le sait très bien Dre Alice Bluemke de Mississauga, ON, que l'on voit ici mesurer la tension artérielle d'un patient.

CMFC fut l'un des hôtes d'une rencontre WONCA à Kingston, Ontario, en recevant les chercheurs en médecine familiale de 34 pays pour étudier les façons d'améliorer la santé sous toutes ses formes. Au fil des ans, la vision des dirigeants du Collège de voir ses membres oeuvrer non seulement dans le domaine de la pratique clinique, mais également, et de façon très importante, dans l'enseignement et la recherche, se rapproche de la réalité.

Afin que la population ait un accès plus facile à de l'information fiable concernant une vaste gamme de sujets touchant la médecine et la santé, le Collège a développé, en collaboration avec son organisation sœur aux États-Unis (l'*American Academy of Family Physicians*), un vaste programme d'informations destinées aux patients appelé « Info-Santé de votre médecin de famille ». Originellement présenté sous forme de dépliants, ce programme est maintenant entièrement accessible sur le site Web du Collège, et les médecins de famille et leurs patients peuvent le télécharger. Ce programme est également publié sous forme de chronique

of several successful activities involving the College, its Research and Education Foundation, and corporate partners—in this case Scotiabank, one of Canada's largest financial institutions. Scotiabank has also worked with the College to support the Janus Scholarships Program and the Medical Student Leadership Awards Program.

So, here we are in 2004, 50 years after a group of GP visionaries led by Dr. Victor Johnston formed the College of General Practice of Canada, later to become the College of Family Physicians of Canada. From Dr. Johnston and the first President, Dr. Murray Stalker, through the College's Executive Directors Drs. Donald I. Rice, Reg L. Perkin, and Calvin Gutkin, and its fifty presidents from Dr. Stalker to Dr. Rob Wedel, the College has been blessed with outstanding leadership, striving constantly to raise the stature of family physicians in Canada through education,

The Canadian Family Physician of the Year (Reg L. Perkin) Awards, sponsored by Janssen-Ortho Inc., expand into every province on the award's 30th anniversary in 2002; (from left) Dr. Michael Tarrant, AB; Dr. Michael Krochak, SK; Dr. John Jordan, ON; Dr. James King, NL; Dr. Marc Billard, QC; Dr. Stefan Grzybowski and Dr. Betty Calam, BC; Dr. Louise Cloutier, NS; Dr. George Carruthers, PEI; Dr. Douglas Brien, NB; Dr. Robert Menzies, MB.

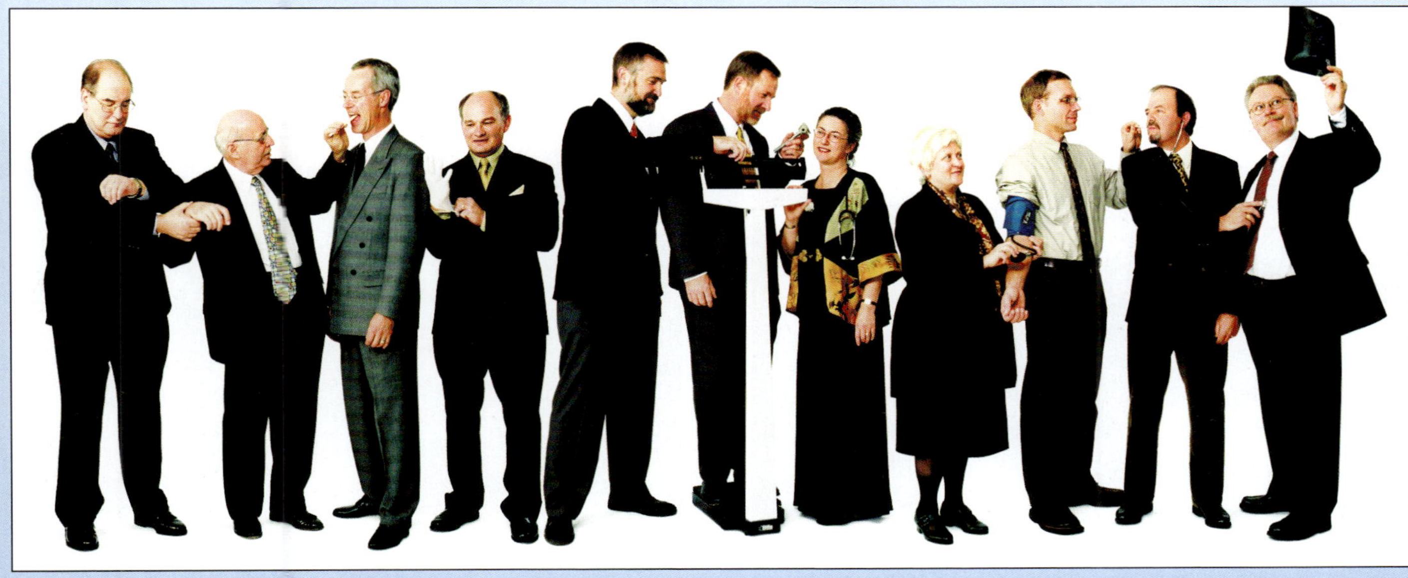

Les Prix des médecins de famille canadiens de l'année (Prix Reg L. Perkin), parrainés par Janssen-Ortho Inc., s'étend à chacune des provinces lors du 30e anniversaire de ce prix en 2002; (à partir de la gauche) Dr Michael Tarrant, AB; Dr Michael Krochak, SK; Dr John Jordan, ON; Dr James King, NL; Dr Marc Billard, QC; Dr Stefan Grzybowski et Dre Betty Calam, BC; Dre Louise Cloutier, NS; Dr George Carruthers, I.-P.É.; Dr Douglas Brien, NB; Dr Robert Menzies, MB.

trimestrielle dans deux magazines canadiens fort populaires—*Canadian Living* et *Coup de pouce*—sous le titre « Demandez à votre médecin de famille ». Ce projet est l'une des activités les plus réussies impliquant le Collège, sa Fondation pour la recherche et l'éducation et ses partenaires corporatifs—dans ce cas, la Banque Scotia, l'une des plus grandes institutions financières du Canada. La Banque Scotia s'est également impliquée avec le Collège pour soutenir le programme de Bourses Janus, ainsi que le programme de Prix de leadership aux étudiants en médecine.

Ainsi, nous nous retrouvons en 2004, 50 ans après qu'un groupe de praticiens généraux visionnaires, entraînés par le Dr Victor Jonhston, eurent formé le « *Collège de médecine générale du Canada* », qui deviendra plus tard le Collège des médecins de famille du Canada. Depuis le Dr Johnston et le premier président, Dr Murray Stalker, en passant par les directeurs généraux du Collège, soit les Drs Donald I. Rice, Reg L. Perkin et Calvin Gutkin, avec les 50 présidents depuis

research, and a commitment to the highest quality of clinical practice. The College has grown from a small number of dedicated and mostly rural general practitioners to thousands of family physicians in communities of all sizes. There are now ten thriving chapters, each of them very actively involved in education, research, and advocacy on behalf of the members living and practising in their jurisdictions across the nation. All 17 Canadian medical colleges have a vibrant and vital department of family medicine, with each of them playing critical roles in the delivery of undergraduate and postgraduate teaching and research. Six of the schools have in fact appointed family physicians as deans of their faculties of medicine. The recognition of Drs. Brian Hennen (University of Manitoba), Carol Herbert (University of Western Ontario), Pierre Durand (Laval University), Réjean Hébert (University of Sherbrooke), James Rourke (Memorial University of Newfoundland), and Roger Strasser (founding Dean of the Northern Ontario Medical School) is a tribute to each of these outstanding family physicians. It is an accomplishment that has instilled pride in the College, and in family doctors across Canada and around the world.

Although there are moments when it may seem to Canada's family doctors that the challenges that con-

Convocation is the ceremonial finale of Family Medicine Forum every year when new Honorary Members, Certificants in Family or Emergency Medicine, Fellows, and Life Members are led into the convocation hall by a piper and a Mountie.

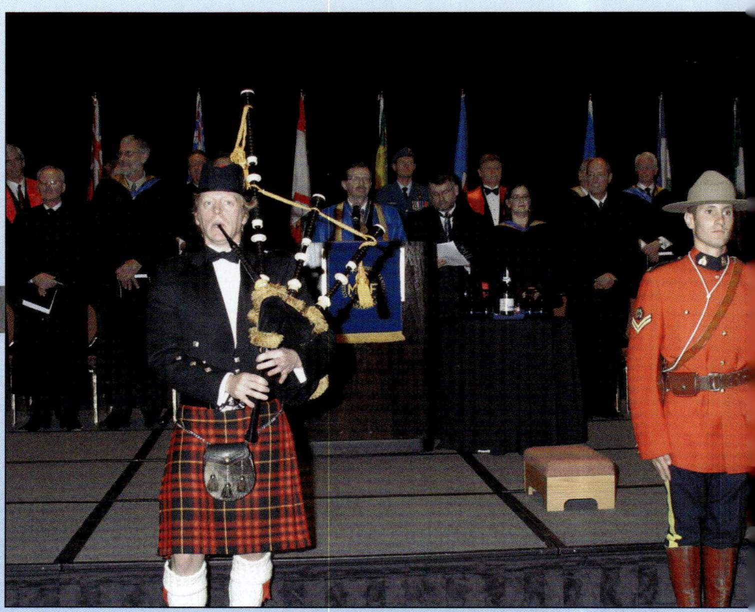

Chaque année, la Collation des grades est la cérémonie qui clôture le Forum en médecine familiale, alors que les nouveaux membres honoraires, les certifiés en médecine familiale ou en médecine d'urgence, les fellows et les membres à vie sont conduits à la salle de la Collation des grades par un joueur de cornemuse et un agent de la Gendarmerie royale.

le Dr Stalker jusqu'au Dr Rob Wedel, le Collège a connu un leadership remarquable, s'efforçant constamment d'élever le statut des médecins de famille canadiens en misant sur l'éducation, la recherche et un engagement envers une pratique clinique de très grande qualité. Le Collège est passé d'un petit nombre de praticiens généraux dévoués et en majorité du milieu rural à plusieurs milliers de médecins de famille exerçant dans des collectivités de toutes tailles. On dénombre maintenant dix sections prospères, chacune impliquée très activement dans l'éducation, la recherche et la défense des intérêts des membres œuvrant dans leur territoire propre et couvrant tout le pays. Les 17 facultés de médecine canadiennes ont un département de médecine familiale vivant et indispensable, chacun jouant un rôle essentiel dans l'enseignement prédoctoral et postdoctoral et dans la recherche. À noter que six facultés ont nommé un médecin de famille au poste de doyen de leur établissement. La reconnaissance des Drs Brian Hennen (Université du Manitoba), Carol Hebert (Université de Western Ontario), Pierre Durand (Université Laval), Réjean Hébert (Université de Sherbrooke au Québec), James Rourke (Université Memorial de Terre-Neuve) et Roger Strasser (doyen fondateur de la faculté de médecine du Nord de l'Ontario) est un hommage décerné à chacun de ces médecins de famille exceptionnels. C'est une réalisation dont s'enorgueillit le Collège et un hommage aux médecins de famille de tout le Canada et du monde entier.

fronted general practice 50 years ago still remain, it is important to be reminded that 50 years ago there was grave concern that this branch of medicine was going to disappear. And yet, today, family doctors make up nearly 50 percent of all Canada's doctors, and over three-quarters of Canadians have a family physician whom they consult first for most of their health concerns. Fifty years ago there was no College to define standards for educating family doctors, and there were no departments of family medicine to do the teaching and research that make family medicine and its family physician graduates a respected entity in Canadian medicine. There were no Certification exams or Certificants (CCFPs) or Fellows (FCFPs) in Family Medicine, leading to the perception that only specialists of the Royal College were special or highly skilled doctors. Research in family medicine was unheard of, and there was no organization whose advocacy efforts were focused solely on the needs of family physicians and their patients.

Many observers both in Canada and abroad have acknowledged the leading role played by the College and the University Departments of Family Medicine

Joined in international cooperation at Family Medicine Forum 2003 in Calgary are: Dr. Michel Brazeau, executive director and CEO, the Royal College of Physicians and Surgeons of Canada; Dr. Calvin Gutkin, executive director and CEO, the College of Family Physicians of Canada; Dr. Michael Fleming, president, the American Academy of Family Physicians; and Dr. Robert Wedel, president, the College of Family Physicians of Canada.

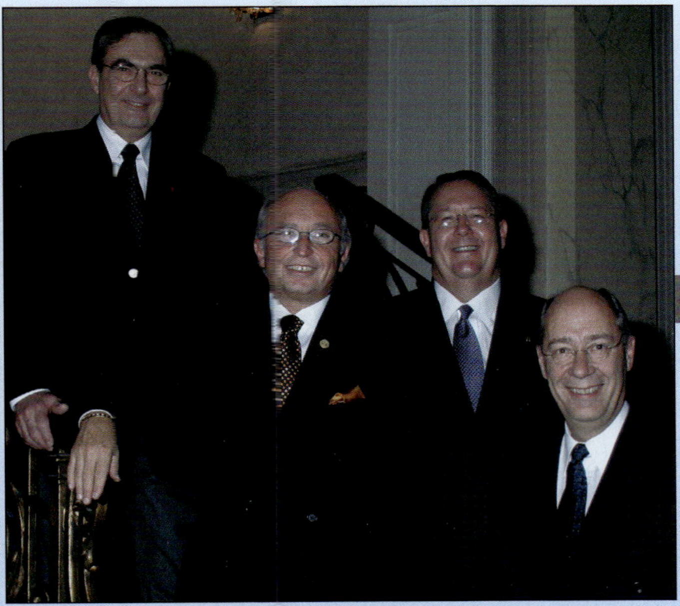

Réunis dans un esprit de collaboration internationale lors du Forum 2003 en médecine familiale tenu à Calgary, on retrouve : Dr Michel Brazeau, directeur général et chef de la direction, Collège royal des médecins et chirurgiens du Canada; Dr Calvin Gutkin, directeur général et chef de la direction, Collège des médecins de famille du Canada; Dr Michael Fleming, président, American Academy of Family Physicians; et Dr Robert Wedel, président, Collège des médecins de famille du Canada.

Même si, à certains moments, les médecins de famille canadiens peuvent avoir l'impression que les défis auxquels était confrontée la pratique générale il y a 50 ans sont encore d'actualité, il est important de se rappeler qu'à cette époque la préoccupation majeure était de voir disparaître cette branche de la médecine. Aujourd'hui, les médecins de famille représentent près de 50 pour cent de l'ensemble des médecins au Canada, et plus de 75 pour cent des Canadiens ont un médecin de famille qu'ils consultent en premier pour la plupart de leurs problèmes de santé. Il y a 50 ans, il n'y avait aucun Collège pour définir les normes éducatives qui encadraient la formation des médecins de famille et il n'y avait aucun département de médecine familiale pour dispenser l'enseignement et la recherche qui font de la médecine familiale et de ses diplômés une entité respectée dans le monde de la médecine au Canada. Les examens de certification n'existaient pas, ni les certifiés (CCMF), ni les fellows (FCMF) en médecine familiale, ce qui donnait l'impression que seuls les spécialistes du Collège royal étaient des médecins spéciaux ou hautement qualifiés. On n'entendait jamais parler de la recherche en médecine familiale ni d'aucun organisme impliqué exclusivement dans la défense des intérêts et des besoins des médecins de famille et de leurs patients.

across the country, not only in creating a respected discipline and developing programs that foster the highest quality of practice among family doctors but also for saving general and family practice from extinction. Today, millions of Canadians express their gratitude by repeatedly indicating how highly they value this nation's family physicians. Unlike 50 years ago, the public wants more family physicians, and sees family doctors as the most important caregivers in Canada's health care system.

The Principles of Family Medicine developed in the 1980s by the College make the patient and the

The outbreak of Severe Acute Respiratory Syndrome (SARS) in 2003 takes 44 lives and demonstrates both the vulnerability of Canada's health care system and the courage and dedication of health care professionals in treating their patients even at the risk of their own safety.

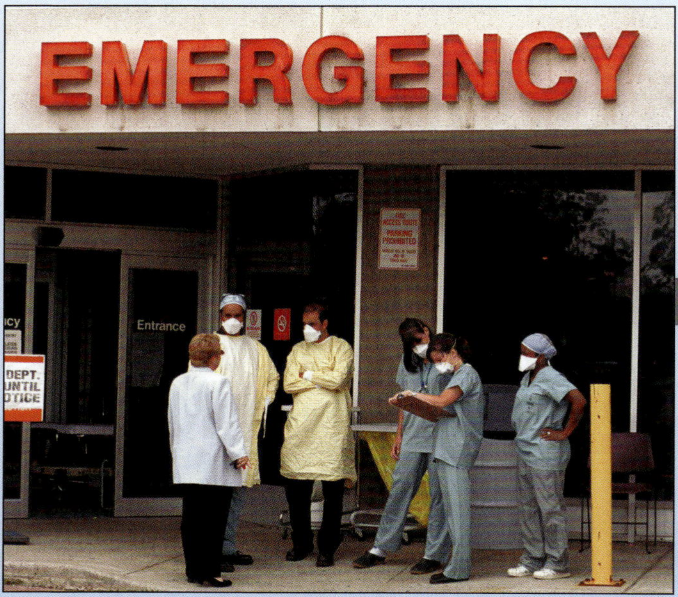

La flambée du syndrome respiratoire aigu sévère (SRAS) survenue en 2003 fait 44 victimes et démontre à la fois la vulnérabilité du système canadien de soins de santé ainsi que le courage et le dévouement des professionnels de la santé impliqués dans le traitement de leurs patients, même au risque de leur propre sécurité.

Ten years of College presidential leadership. Front row: Dr. Paul E. Patey, 1984–85; Dr. Marco Terwiel, 1992–93; Dr. Francine L. Lemire, 1998–99; Dr. W. Donald Watt, 1986–87; Dr. Donald F. Butt, 1985–86; Dr. G. Richard Spooner, 1994–95. Back row: Dr. Roch Bernier, 1988–89; Dr. Donald G. Gelhorn, 2000–2001; Dr. R. James Boyd, 1991–92; Dr. Peter J. Newbery, 1999–2000.

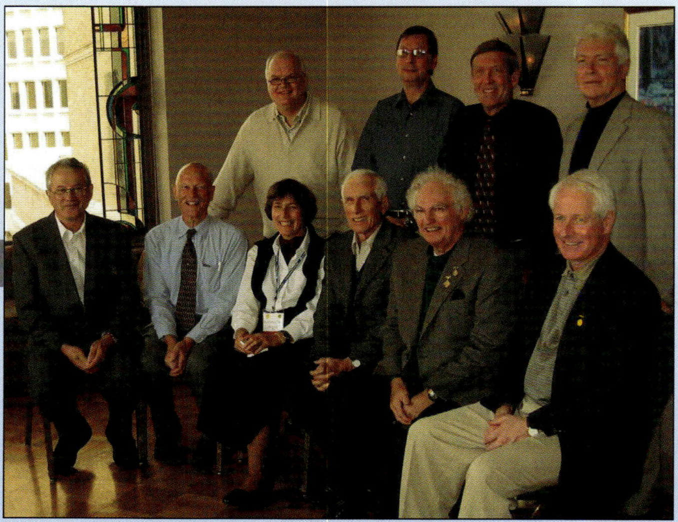

Dix années de leadership présidentiel au Collège. Première rangée : *Dr Paul E. Patey, 1984–85; Dr Marco Terwiel, 1992–93; Dre Francine L. Lemire, 1998–99; Dr W. Donald Watt, 1986–87; Dr Donald F. Butt, 1985–86; Dr G. Richard Spooner, 1994–95.* Deuxième rangée : *Dr Roch Bernier, 1988–89; Dr Donald G. Gelhorn, 2000–2001; Dr R. James Boyd, 1991–92; Dr Peter J. Newbery, 1999–2000.*

De nombreux observateurs, autant au Canada qu'à l'étranger, ont reconnu le rôle prépondérant qu'ont assumé le Collège et les départements universitaires de médecine familiale, non seulement en créant une discipline respectée et en développant des programmes qui encouragent une pratique de très grande qualité chez les médecins de famille, mais également en sauvant de l'extinction la pratique générale et familiale. Aujourd'hui, des millions de Canadiens expriment leur gratitude en répétant continuellement à quel point ils apprécient leurs médecins de famille. Contrairement à ce qui prévalait il y a 50 ans, la population veut plus de médecins de famille et elle considère ses médecins de famille

patient-doctor relationship the most important parts of a family physician's work. The past 50 years have seen the birth, growth, and maturation of the discipline of family medicine committed to these principles. As we look to the future, one of the best investments this nation could make would be to ensure that every Canadian has the opportunity to have his or her own family physician—the doctor who puts patients first.

Celebrating past achievements and bright futures, family medicine residents and students bust loose during the 2002 Section of Teachers awards dinner in Montreal, QC. The future of Canada's health care is in good hands: knowing how to laugh is still part of the job!

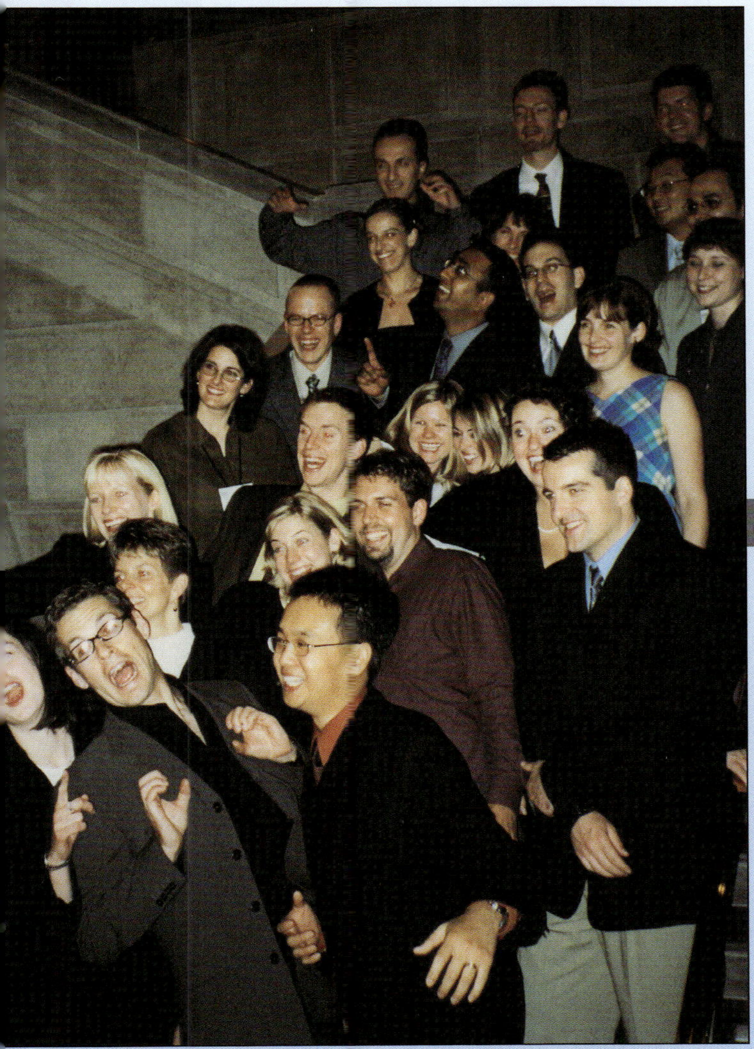

Célébrant les réalisations passées et leurs brillantes perspectives d'avenir, des résidents de médecine familiale et des étudiants s'en donnent à cœur joie en 2002 lors du dîner de la Section des enseignants à Montréal, Qué. L'avenir des soins de santé au Canada est entre bonnes mains : savoir rire fait encore partie de la tâche !

comme étant les soignants les plus importants dans le système canadien de soins de santé.

Les principes de la médecine familiale élaborés dans les années 1980 par le Collège font que le patient et la relation médecin-patient constituent les éléments les plus importants du travail du médecin de famille. Les 50 dernières années ont vu la naissance, la croissance et la maturation de la discipline de médecine familiale dans le respect de ces principes. Lorsque nous regardons vers l'avenir, l'un des meilleurs investissements que cette nation puisse faire serait de s'assurer que chacun des Canadiens ait l'opportunité d'avoir son propre médecin de famille—le médecin qui place le patient en premier.

DISTILLING THE ACHIEVEMENTS of general practice and family medicine over the past 50 years into one short book involves the work of many people. The College of Family Physicians of Canada is also grateful to Scotiabank for its investment in the future of family medicine.

As Chair of the College's 50th Anniversary Planning Committee, it has been my privilege to work with a wide number of talented individuals who helped to create *Patients First: The Story of Family Medicine in Canada* as a reminder to us all that family medicine is the collective achievement of thousands of family doctors dedicated to their patients, their communities, and their country. Our goal was to capture the spirit of their collective dedication in this book.

I want to acknowledge the leadership of College members and staff who formed the 50th Anniversary Planning Committee and Special Publications Working Group, taking on responsibility for developing the 50th anniversary year's celebratory activities:

Ms. Sarah Beer-Delaney, Toronto, ON; Dr. Johanne Blais, Montreal, QC; Dr. R. James Boyd, Chair, Winnipeg, MB; Ms. Joanne F. Brennan, Mississauga, ON; Ms. Lynn Dunikowski, London, ON; Mrs. Mina Grossman-Ianni, Windsor, ON; Dr. Calvin Gutkin, Mississauga, ON; Mr. Robert A. Holmes, Toronto, ON; Ms. Primrose Ketchum, Toronto, ON; Dr. Francine L. Lemire, Toronto, ON; Mrs. Judy McCracken, Oakville, ON; Dr. E. Lynn I. Nash, Toronto, ON; Dr. Alain V. Pavilanis, Montreal, QC; Dr. Reg L. Perkin, Mississauga, ON; Dr. Anthony J. Reid, Orillia, ON; Mr. Peter D. Taylor, Aurora, ON; Dr. Robert J. Wedel, Taber, AB; Dr. Catherine Yu, Toronto, ON.

I also want to thank the College's 10 individual provincial chapters, their presidents and staff, the 17 departments of family medicine across the country, the College's national staff, and the many individual members who played a role in helping us to animate the content of the book. Many of the people who appear in this book participated in its creation with their ideas and their recollections, and many others helped shape our collective history with their published works. We are indebted to both.

RÉSUMER LES RÉALISATIONS de l'omnipratique et de la médecine familiale des cinquante dernières années dans un livre de format réduit nécessite l'implication de nombreuses personnes. Le Collège des médecins de famille du Canada est également reconnaissant envers la Banque Scotia pour son investissement dans l'avenir de la médecine familiale.

À titre de président du Comité de planification du 50e anniversaire du Collège, j'ai eu le privilège de travailler avec un grand nombre d'individus talentueux qui ont contribué à créer *Les patients d'abord : l'histoire de la médecine familiale au Canada*, un rappel à tous que la médecine familiale est l'œuvre collective de milliers de médecins de famille dévoués à leurs patients, leurs collectivités et leur pays. Notre objectif était d'exprimer dans ce livre leur dévouement collectif.

Je veux souligner le leadership des membres et du personnel du Collège qui ont formé le Comité de planification du 50e anniversaire du Collège et le Groupe de travail des publications spéciales afin de développer les activités de célébration du 50e anniversaire :

Mme Sarah Beer-Delaney, Toronto, ON; Dre Johanne Blais, Montréal, QC; Dr R. James Boyd, président, Winnipeg, MB; Mme Joanne F. Brennan, Mississauga, ON; Mme Lynn Dunikowski, London, ON; Mme Mina Grossman-Ianni,Windsor, ON; Dr Calvin Gutkin, Mississauga, ON; M. Robert A. Holmes, Toronto, ON; Mme Primrose Ketchum, Toronto, ON; Dre Francine Lemire, Toronto, ON; Mme Judy McCracken, Oakville, ON; Dre E. Lynn I. Nash, Toronto, ON; Dr Alain V. Pavilanis, Montréal, QC; Dr Reg L. Perkin, Mississauga, ON; Dr Anthony J. Reid, Orillia, ON; M. Peter D. Taylor, Aurora, ON; Dr Robert J. Wedel, Taber, AB; Dre Catherine Yu, Toronto, ON.

Je veux également remercier les dix sections provinciales du Collège, leurs présidents et leur personnel, les dix-sept départements de médecine familiale des quatre coins du pays, le personnel du siège social du Collège et les nombreux membres qui ont contribué à animer le contenu de ce livre.

Voici certains des ouvrages qui ont servi à préparer ce livre : *A Textbook of Family Medicine* de Ian McWhinney; *Patient-Centered Medicine—Transforming the Clinical Method,*

Some of the works used in the preparation of this book include: *A Textbook of Family Medicine* by Ian McWhinney; *Patient-Centered Medicine—Transforming the Clinical Method* by Ian McWhinney, Judith Belle Brown, Carol McWilliam, Wayne Weston, Moira Stewart, and Tom Freeman; *Primary Care Research: Traditional and Innovative Approaches,* edited by Peter G. Norton, Moira Stewart, Fred Tudiver, Martin J. Bass, and Earl V. Dunn; *Strength in Study: An Informal History of The College of Family Physicians of Canada*, by David Woods; *The Curious Family Doctor: Research by family doctors in Canada in the early days*, by William Andre Falk, and *Kill or Cure: How Canadians can remake their health care system,* by Carolyn Bennett. The CFPC Archives and the collected editions of *Canadian Family Physician* have been invaluable reference sources for photographs and information, and we thank their collective authorship.

Finally, I want to acknowledge the collaborative work of Stan Solomon, a talented medical writer who has captured the evolutionary story of general practice and family medicine in Canada, and Peter Taylor, the College's director of publications, who coordinated the project and undertook to research and write captions for the book's mosaic of photographs spanning five decades. Diane Maltais and Réal Caux of Computex capably translated the text into French.

This book is dedicated to general practitioners and family physicians everywhere, past and present, whose commitment to the values and principles of family practice have helped make Canada the best country in the world in which to live and grow.

R. James Boyd, MD, CCFP, FCFP
Chair, 50th Anniversary Committee
The College of Family Physicians of Canada
Winnipeg, Manitoba

Acknowledgements

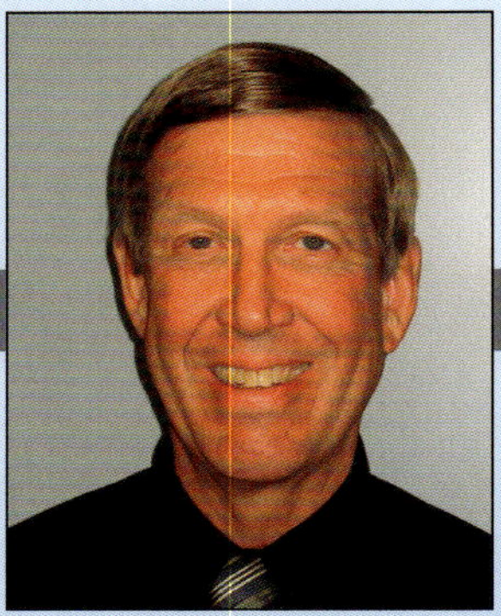

de Ian McWhinney, Judith Belle Brown, Carol McWilliam, Wayne Weston, Moira Stewart et Tom Freeman; *Primary Care Research: Traditional and Innovative Approaches,* révisé par Peter G. Norton, Moira Stewart, Fred Tudiver, Martin J. Bass, et Earl V. Dunn; *Strength in Study: An Informal History of The College of Family Physicians of Canada* par David Woods; *The Curious Family Doctor: Research by family doctors in Canada in the early days* par William Andre Falk, et, enfin, *Kill or Cure: How Canadians can remake their health care system,* par Carolyn Bennett. Les archives du CMFC et la collection des numéros du *Médecin de famille canadien* se sont révélées des sources de photographies et d'information d'une grande valeur et nous les remercions pour la paternité collective de leurs œuvres.

Finalement, je veux souligner le travail de collaboration de Stan Solomon, un rédacteur médical talentueux qui a su saisir l'histoire et l'évolution de l'omnipratique et de la médecine familiale au Canada, de Peter Taylor, le directeur du Services des publications au Collège qui a coordonné le projet et entrepris la recherche et la rédaction des légendes de toute cette mosaïque de photographies couvrant cinq décennies. Diane Maltais et Réal Caux de Computex ont traduit ce texte en français.

Ce livre est dédié à tous les omnipraticiens et médecins de famille, passés et présents, dont l'engagement dans les valeurs et les principes de la médecine familiale ont aidé à faire du Canada le meilleur pays au monde où il fait bon vivre et grandir.

R. James Boyd, MD, CCMF, FCMF
Président, Comité du 50e anniversaire
Le Collège des médecins de famille du Canada
Winnipeg, Manitoba

ON JUNE 17, 2004, the 50th anniversary of the founding of the College of Family Physicians of Canada, the presidents from each of the 10 provincial chapters proclaimed and signed individual "Declarations of Commitment," witnessed by government and public representatives, re-committing themselves and their members to the values and principles of family medicine.

On November 25, 2004, a national "Declaration of Commitment" was signed by the president and executive director and CEO of the College of Family Physicians of Canada, witnessed by the national minister of health and the public members of the CFPC board of directors, at a special ceremony held during Family Medicine Forum.

DECLARATION OF COMMITMENT

As Family Physicians, we commit ourselves to honouring the trust placed in us by our patients, our peers, and our communities.

We aspire to the highest standards of practice, teaching, research, and life-long learning to meet the changing needs of the people of Canada.

OUR VALUES

As Family Physicians and members of the College of Family Physicians of Canada we value:

- the trust placed in us by our patients, our peers, and our communities;
- the privilege of being the personal physicians for the individuals and families who are our patients;
- the role we play in meeting the changing health care needs of the people of Canada; and
- the importance of our College motto, "In study lies our strength", which inspires us to maintain the highest standards of practice, teaching, research, and life-long learning.

LE JEUDI 17 JUIN 2004, date du 50e anniversaire de la fondation du Collège, les présidents de chacune des dix sections provinciales ont proclamé et signé des « Déclarations d'engagement » individuelles, authentifiées par les représentants du gouvernement et du public, renouvelant leur engagement et celui de leurs membres dans les valeurs et les principes de la médecine familiale.

Le 25 novembre 2004, une « Déclaration d'engagement » nationale a été signée par le président et par le directeur général et chef de la direction du Collège des médecins de famille du Canada, et authentifiée par le ministre fédéral de la Santé et les représentants du public au Conseil d'administration au cours d'une cérémonie spéciale lors du Forum en médecine familiale.

DÉCLARATION D'ENGAGEMENT

Comme Médecins de famille, nous nous engageons à honorer la confiance que nous témoignent nos patients, nos collègues et nos communautés.

Nous visons l'atteinte des normes les plus rigoureuses de la pratique, de l'enseignement, de la recherche et de l'apprentissage continu pour répondre aux besoins changeants de la population du Canada.

NOS VALEURS

Comme médecins de famille et membres du Collège des médecins de famille du Canada, nous apprécions :

- la confiance que nous accordent nos patients, nos pairs et nos communautés;
- le privilège d'être les médecins personnels des individus et des familles que sont nos patients;
- le rôle que nous jouons pour répondre aux besoins changeants des soins de santé de la population du Canada; et
- l'importance de la devise de notre Collège, "L'étude est notre force", qui nous incite à maintenir des normes élevées de pratique, d'enseignement, de recherche et d'apprentissage continu.

OUR PRINCIPLES

As Family Physicians who care for patients, teach students, and conduct research, we are guided by our College's four principles of family medicine:

- The patient-doctor relationship and the needs of our patients are central to all we do.
- We are skilled clinicians—providing and coordinating a broad range of evidence-based health care for individuals and families throughout their lives.
- We are community-based physicians—responding to patient and community needs through our offices, hospitals, patients' homes, and other community settings.
- We are a resource to our practice populations—promoting health to prevent illness, providing and explaining health information, collaborating with and facilitating access to other caregivers, and advocating for patients throughout the health care system.

CFPC Provincial Chapters

The British Columbia College of Family Physicians
The Alberta College of Family Physicians
The Saskatchewan College of Family Physicians
The Manitoba College of Family Physicians
The Ontario College of Family Physicians
The Quebec College of Family Physicians
The New Brunswick College of Family Physicians
The Nova Scotia College of Family Physicians
The CFPC Prince Edward Island Chapter
The CFPC Newfoundland & Labrador Chapter

CFPC Executive Directors

1954–1965 W. Victor Johnston†
1965–1985 Donald I. Rice
1985–1996 Reginald L. Perkin
1996–Present Calvin Gutkin

NOS PRINCIPES

Comme médecins de famille, nous soignons nos patients, nous enseignons aux étudiants et nous menons nos travaux de recherche inspirés des quatre principes de la médecine familiale de notre Collège :

- La relation médecin-patient et les besoins de nos patients sont au centre de toutes nos actions.
- Nous sommes des cliniciens compétents qui dispensent et coordonnent un large éventail de soins de santé fondés sur des preuves aux individus et aux familles tout au long de leur vie.
- Nous sommes des médecins oeuvrant dans la communauté —nous répondons aux besoins des patients et de la communauté dans nos cabinets de consultation, les hôpitaux, au domicile des patients et dans les autres établissements communautaires.
- Nous sommes une ressource pour notre population de patients—en insistant sur la promotion de la santé pour prévenir la maladie, en offrant de l'information et des explications en matière de santé, en collaborant avec d'autres dispensateurs de soins de santé et en facilitant l'accès à leurs services et en représentant les intérêts de nos patients dans l'ensemble du système de santé.

Sections provinciales du CMFC

Le Collège des médecins de famille de la Colombie-Britannique
Le Collège des médecins de famille de l'Alberta
Le Collège des médecins de famille de la Saskatchewan
Le Collège des médecins de famille du Manitoba
Le Collège des médecins de famille de l'Ontario
Le Collège québécois des médecins de famille
Le Collège des médecins de famille du Nouveau-Brunswick
Le Collège des médecins de famille de la Nouvelle-Écosse
La Section Île-du-Prince-Édouard du CMFC
La Section Terre-Neuve et Labrador du CMFC

Directeurs généraux du CMFC

1954–1965 W. Victor Johnston†
1965–1985 Donald I. Rice
1985–1996 Reginald L. Perkin
Depuis 1996 Calvin Gutkin

CFPC National Presidents

1954–1955 Murray R. Stalker†
1955–1956 J. Howard Black†
1956–1957 Charles L. Gass†
1957–1958 Jack McKenty†
1958–1959 Patrick B. Rose
1959–1960 Maurice E. Hobbs†
1960–1961 E. C. McCoy†
1961–1962 F. Murray Fraser†
1962–1963 Irwin W. Bean†
1963–1964 J. Theodore McCullough†
1964–1965 Claude P. Gendron
1965–1966 Garth R. Diehl†
1966–1967 D. Earl Hunt
1967–1968 William E. H. Alport
1968–1969 Stephen D. Clark†
1969–1970 John J. Zack
1970–1971 J.A.D. Brunet
1971–1972 Bruce Halliday
1972–1973 Claude H. Murphy
1973–1974 H. Ian MacGregor
1974–1975 Arthur J. Macgregor
1975–1976 Fred B. Fallis†
1976–1977 Donald W. Rae†
1977–1978 Hollister F. King†
1978–1979 Michael A. Spooner
1979–1980 L. Murray Cathcart
1980–1981 Robert F. Robertson†
1981–1982 Reginald L. Perkin
1982–1983 Robert G. Krause
1983–1984 Robert Bourret
1984–1985 Paul E. Patey
1985–1986 Donald I. Rice (Honorary)
1985–1986 Donald F. Butt
1986–1987 W. Donald Watt
1987–1988 Joan Bain
1988–1989 Roch Bernier
1989–1990 Brian K. E. Hennen
1990–1991 Stephen G. Hart
1991–1992 R. James Boyd
1992–1993 Marco Terwiel
1993–1994 David G. Moores
1994–1995 G. Richard Spooner
1995–1996 Jean-Pierre Despins†
1996–1997 Cheri H. Bethune
1997–1998 Nicholas M. W. Busing
1998–1999 Francine L. Lemire
1999–2000 Peter J. Newbery
2000–2001 Donald G. Gelhorn
2001–2002 Dominique Tessier
2002–2003 Peter R. MacKean
2003–2004 Robert J. Wedel
2004–2005 Alain V. Pavilanis

†Deceased

Présidents nationaux du CMFC

1954–1955 Murray R. Stalker†
1955–1956 J. Howard Black†
1956–1957 Charles L. Gass†
1957–1958 Jack McKenty†
1958–1959 Patrick B. Rose
1959–1960 Maurice E. Hobbs†
1960–1961 E. C. McCoy†
1961–1962 F. Murray Fraser†
1962–1963 Irwin W. Bean†
1963–1964 J. Theodore McCullough†
1964–1965 Claude P. Gendron
1965–1966 Garth R. Diehl†
1966–1967 D. Earl Hunt
1967–1968 William E. H. Alport
1968–1969 Stephen D. Clark†
1969–1970 John J. Zack
1970–1971 J.A.D. Brunet
1971–1972 Bruce Halliday
1972–1973 Claude H. Murphy
1973–1974 H. Ian MacGregor
1974–1975 Arthur J. Macgregor
1975–1976 Fred B. Fallis†
1976–1977 Donald W. Rae†
1977–1978 Hollister F. King†
1978–1979 Michael A. Spooner
1979–1980 L. Murray Cathcart
1980–1981 Robert F. Robertson†
1981–1982 Reginald L. Perkin
1982–1983 Robert G. Krause
1983–1984 Robert Bourret
1984–1985 Paul E. Patey
1985–1986 Donald I. Rice (Honoraire)
1985–1986 Donald F. Butt
1986–1987 W. Donald Watt
1987–1988 Joan Bain
1988–1989 Roch Bernier
1989–1990 Brian K. E. Hennen
1990–1991 Stephen G. Hart
1991–1992 R. James Boyd
1992–1993 Marco Terwiel
1993–1994 David G. Moores
1994–1995 G. Richard Spooner
1995–1996 Jean-Pierre Despins†
1996–1997 Cheri H. Bethune
1997–1998 Nicholas M. W. Busing
1998–1999 Francine L. Lemire
1999–2000 Peter J. Newbery
2000–2001 Donald G. Gelhorn
2001–2002 Dominique Tessier
2002–2003 Peter R. MacKean
2003–2004 Robert J. Wedel
2004–2005 Alain V. Pavilanis

†Décédé

OUR MISSION

The College of Family Physicians of Canada is a national voluntary organization of family physicians that makes continuing medical education of its members mandatory.

The College strives to improve the health of Canadians by promoting high standards of medical education and care in family practice, by contributing to public understanding of healthful living, by supporting ready access to family physician services, and by encouraging research and disseminating new knowledge about family medicine.

NOTRE MISSION

Le Collège des médecins de famille du Canada est un organisme national constitué de médecins de famille dont l'adhésion est volontaire et qui impose à ses membres de parfaire leur formation médicale sur une base continue.

Le Collège s'efforce d'améliorer la santé des Canadiens en encourageant l'excellence des normes éducatives touchant la formation et l'exercice de la médecine familiale, en contribuant à sensibiliser la population aux habitudes de vie saines, en favorisant l'accès immédiat aux services dispensés par les médecins de famille, en stimulant la recherche et en faisant connaître davantage la médecine familiale.

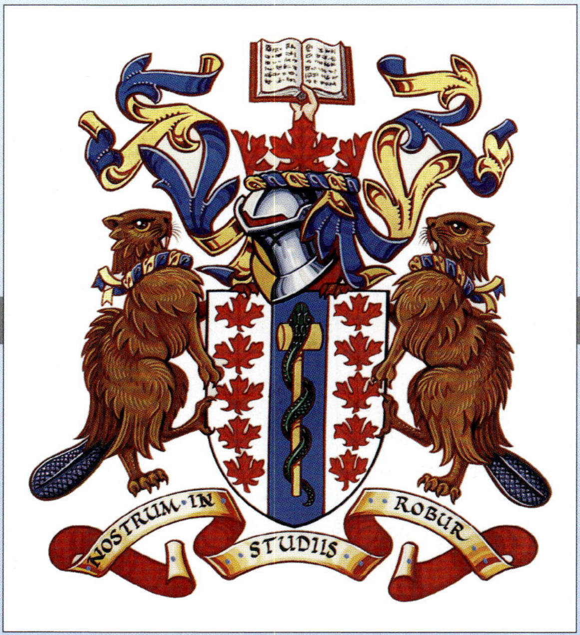

Every reasonable effort has been made to trace the original copyright holders of the photographic and visually historic materials used in this publication. All known original copyright holders have been credited and the publisher and authors will appreciate receiving corrections to our research.

Front
Page 3: Susan McCormick Photography

Preface
Page 4: Magelles Photographics; 6: Image Professional Photography

Foreword
Page 9: The College of Family Physicians of Canada; 10: Image Professional Photography

Recognition
Page 12: Scotiabank

Introduction
Page 13: Gordon E. Riddle in Riverside Hospital (Gordon E. Riddle); 14: William C. Gibson; 15: (left) W. Donald Watt, (right) *The Manitoulin Expositor*; 16: Centre for Studies in Family Medicine, UWO; 17: Calvin Gutkin; 18: Brian K. E. Hennen, University of Manitoba; 19: Quebec College of Family Physicians; 20: Richard Denton, Marianna Paolo; 21: Inese Grava-Gubins; 22: Stuart Iglesias; 23: (left) Elena Mihu, (right) Inese Grava-Gubins; 24: Réjean Hébert, University of Sherbrooke; 25: (left) James T. B. Rourke, (right) Nicholas M. W. Busing.

1: The First Five Years
Page 27: Dr. Hugh Rose and Dr. W. Donald Watt in Bella Coola Hospital (Clifford R. Kopas); 28: The College of Family Physicians of Canada; 29: The College of Family Physicians of Canada; 30: British Columbia Archives I-02148; 31: Paul Rockett, *Maclean's*; 32: (left) Glenbow Archives NA-5600-6652(a), (right) Glenbow Archives NA-5600-7434(a); 33: Glenbow Archives NA-2910-37; 34: *The Manitoulin Expositor*; 35: (left) *The Toronto Star*, (right) The Life Insurance Companies in Canada; 37: National Aeronautics and Space Administration.

2: The Swinging Sixties
Page 39: Saskatchewan Medicare Strike (*The Toronto Sun*); 40: Inn Studios Ltd.; 41: The College of Family Physicians of Canada; 42: The College of Family Physicians of Canada; 43: Gordon More Photography; 44: The College of Family Physicians of Canada; 45: (left) The College of Family Physicians of Canada, (right) UWO Archives *The London Free Press* negative collection 66/11/16; 46: UWO Archives *The London Free Press* negative collection 68/03/26; 48: *New Delhi Capital News*; 49: Second Medical Institute of Moscow; 50: (left) University of Calgary Archives 84005-71-0049-6; 50, (right) Janssen-Ortho Inc.; 51: The College of Family Physicians of Canada.

3: The Super Seventies
Page 53: Withdraw U.S. Troops Now:

Nous avons fait tous les efforts raisonnables pour localiser les détenteurs du droit d'auteur original du matériel photographique et visuel historique utilisé dans cette publication. Tous les détenteurs du droit d'auteur original connus ont été cités; l'éditeur et les auteurs apprécieront recevoir les corrections à nos recherches.

Page de couverture
Page 3 : Photographie de Suzanne McCormick

Préface
Page 4 : Magelles Photographics; 6: Image Professional Photography

Avant-propos
Page 9 : Le Collège des médecins de famille du Canada; 10: Image Professional Photography

Reconnaissance
Page 12 : La Banque Scotia

Introduction
Page 13 : Gordon E. Riddle au Riverside Hospital (Gordon E. Riddle); 14 : William C. Gibson; 15 : (gauche) W. Donald Watt, (droite) *The Manitoulin Expositor*; 16 : Centre for Studies in Family Medicine, UWO; 17 : Calvin Gutkin; 18 : Brian K. E. Hennen, Université du Manitoba; 19 : Le Collège québécois des médecins de famille; 20 : Richard Denton, Marianna Paolo; 21 : Inese Grava-Gubins; 22 : Stuart Iglesias; 23 : (gauche) Elena Mihu, (droite) Inese Grava-Gubins; 24 : Réjean Hébert, Université de Sherbrooke; 25 : (gauche) James T. B. Rourke, (droite) Nicholas M. W. Busing.

1: Les cinq premières années
Page 27 : Dr Hugh Rose et Dr W. Donald Watt au Bella Coola Hospital (Clifford R. Kopas); 28 : Le Collège des médecins de famille du Canada; 29 : Le Collège des médecins de famille du Canada; 30 : Archives de la Colombie-Britannique I-02148; 31 : Paul Rockett Photography, *Maclean's*; 32 : (gauche) Glenbow Archives NA-5600-6652(a), (droite) Glenbow Archives NA-5600-7434(a); 33 : Glenbow Archives NA-2910-37; 34 : *The Manitoulin Expositor*; 35 : (gauche) *The Toronto Star*, (droite) The Life Insurance Companies in Canada; 37: National Aeronautics and Space Administration.

2 : Les folles années soixante
Page 39 : Grève contre le régime d'assurance-maladie en Saskatchewan (*The Toronto Sun*); 40 : Inn Studios Ltd.; 41 : Le Collège des médecins de famille du Canada; 42 : Le Collège des médecins de famille du Canada; 43 : Gordon More Photography; 44 : Le Collège des médecins de famille du Canada; 45 : (gauche) Le Collège des médecins de famille du Canada, (droite) *The London Free Press (66/11/16)*; 46 : *The London Free Press 68/03/26)*; 48 : *New Delhi Capital News*; 49 : Deuxième Institut médical de Moscou, 50 : (gauche) Archives de l'Université de Calgary 84005-71-0049-6, 50 : (droite) Janssen-Ortho Inc.; 51 : Le Collège des médecins de famille du Canada.

J. Robertson Unwin; 55: (left) The College of Family Physicians of Canada, (right) Magelles Photographics; 56: Roy Nichols Photography; 57: (left) David Woods, (right) The College of Family Physicians of Canada; 58: (left) Owen and Moroney Photography, (right) Inn Studios Ltd.; 59: The College of Family Physicians of Canada; 60: The College of Family Physicians of Canada; 61: (left) Brian Dixon-Warren, (right), Robin Percival-Smith; 62: (left) Cheri H. Bethune, (right) The College of Family Physicians of Canada.

4: The Exciting Eighties

Page 63: Resident Computer Demonstration (Department of Family and Community Medicine, University of Toronto); 64: The College of Family Physicians of Canada; 66: (left) George Deagle, (right) Bobby Studio; 67: (left) The College of Family Physicians of Canada, (right) Donald E. Payne; 68: The Canadian Hearing Society; 69: (left) N. R. Hoferichter, (right) The College of Family Physicians of Canada; 70: © Douglas and McIntyre; 71: (left) Centre for Studies in Family Medicine, UWO, (right) Department of Family and Community Medicine, University of Toronto; 73: (left) *Family Health Magazine, Edmonton Journal*, (right) Department of Family and Community Medicine, University of Toronto.

5: The Nervous Nineties

Page 75: Peter MacKean and Chernobyl patient Kyril Mogdalov (Peter R. MacKean); 76: The College of Family Physicians of Canada; 77: The College of Family Physicians of Canada; 78: The Royal College of Physicians and Surgeons of Canada; 79: The College of Family Physicians of Canada; 80: R. James Boyd; 81: Leslie L. Rourke; 82: (left) Centre for Studies in Family Medicine, UWO, (right) The College of Family Physicians of Canada; 83: Fran Lowry; 84: (left) National Aeronautics and Space Administration, (right) National Aeronautics and Space Administration; 85: (left) Louisa Blair and Donald Hembroff, (right) Mrs G: Hans P. Berkhout.

6: The New Millennium

Page 87: Doctors Promoting Active Living (The College of Family Physicians of Canada); 89: David Ross; 90: Leslie Stafford; 91: Peter Taylor; 92: Inese Grava-Gubins; 93: Peter Taylor; 94: (left) Prince County Hospital Foundation, PEI, (right) Suzanne McCormick Photography; 95: Janssen-Ortho Inc.; 96: Magelles Photographics; 97: Magelles Photographics; 98: (left) *The Toronto Star*, (right) Magelles Photographics; 99: Peter Taylor.

Photo Credits

3 : Le charme des années 1970

Page 53 : Withdraw U.S. Troops Now: J. Robertson Unwin; 55 : (gauche) Le Collège des médecins de famille du Canada, (droite) Magelles Photographics; 56 : Roy Nichols Photography; 57 : (gauche) David Woods, (droite) Le Collège des médecins de famille du Canada; 58 : (gauche) Owen and Moroney Photography, (droite) Inn Studios Ltd.; 59 : Le Collège des médecins de famille du Canada; 60 : Le Collège des médecins de famille du Canada; 61 : (gauche) Brian Dixon-Warren, (droite), Robin Percival-Smith; 62 : (gauche) Cheri H. Bethune, (droite) Le Collège des médecins de famille du Canada.

4 : La fébrilité des années 1980

Page 63 : Résident à l'ordinateur (Département de médecine familiale et communautaire, Université de Toronto); 64 : Le Collège des médecins de famille du Canada; 66 : (gauche) George Deagle, (droite) Bobby Studio; 67 : (gauche) Le Collège des médecins de famille du Canada, (droite) Donald E. Payne; 68 : Société canadienne de l'ouïe; 69 : (gauche) N. R. Hoferichter, (droite) Le Collège des médecins de famille du Canada; 70 : © Douglas and McIntyre; 71: (gauche) Centre for Studies in Family Medicine, UWO, (droite) Département de médecine familiale et communautaire, Université de Toronto; 73 : (gauche) *Family Health, Edmonton Journal*, (droite) Département de médecine familiale et communautaire, Université de Toronto.

5 : L'agitation des années 1990

Page 75 : Peter MacKean et Kyril Mogdalov, un patient de Tchernobyl (Peter R. MacKean); 76 : Le Collège des médecins de famille du Canada; 77 : Le Collège des médecins de famille du Canada; 78 : Le Collège royal des médecins et chirurgiens du Canada; 79 : Le Collège des médecins de famille du Canada; 80 : R. James Boyd; 81 : Leslie L. Rourke; 82 : (gauche) Centre for Studies in Family Medicine, UWO, (droite) Le Collège des médecins de famille du Canada; 83 : Fran Lowry; 84: (gauche) National Aeronautics and Space Administration, (droite) National Aeronautics and Space Administration; 85 : (gauche) Louisa Blair et Donald Hembroff, (droite) Mme G : Hans P. Berkhout.

6 : Le nouveau millénaire

Page 87 : Médecins promoteurs de Vie active (Le Collège des médecins de famille du Canada); 89 : David Ross; 90 : Leslie Stafford; 91 : Peter Taylor; 92 : Inese Grava-Gubins; 93 : Peter Taylor; 94 : (gauche) Fondation du Prince County Hospital, Î.-P.-É., (droite) Suzanne McCormick Photography; 95 : Janssen-Ortho Inc.; 96 : Magelles Photographics; 97 : Magelles Photographics; 98 : (gauche) *The Toronto Star*, (droite) Magelles Photographics; 99 : Peter Taylor.